中文翻译版

罕见淋巴瘤新疗法

Novel Therapeutics for Rare Lymphomas

主编 〔美〕克里斯托弗·迪图斯（Christopher Dittus）
主译 周 辉 李志铭 张会来

科学出版社
北 京

图字：01-2025-1648 号

内 容 简 介

本书深入探讨了罕见淋巴瘤的血液病理学、诊断挑战及最新的治疗方法。书中各章节聚焦不同类型的罕见淋巴瘤，介绍了每种淋巴瘤的病理特征、临床诊断挑战及当前的治疗进展。从华氏巨球蛋白血症的治疗到霍奇金淋巴瘤及其他 CD30+ 淋巴瘤的免疫治疗，书中详细阐述了多种新型治疗方法的应用。例如，针对 *TP53* 基因突变的慢性淋巴细胞白血病、套细胞淋巴瘤等特定亚型，提供了最新的靶向治疗策略。对原发纵隔 B 细胞淋巴瘤、浆母细胞淋巴瘤、原发性渗出性淋巴瘤等罕见类型的治疗探索也做了专门讨论。此外，特别关注了原发中枢神经系统淋巴瘤和成人 T 细胞白血病 / 淋巴瘤等临床挑战，提出了新的治疗靶点和前沿技术。针对不同类型的 T 细胞淋巴瘤，如结外 NK/T 细胞淋巴瘤、皮肤 T 细胞淋巴瘤等，也提供了相关的诊疗进展与治疗方案。本书为临床医师和研究人员提供了关于罕见淋巴瘤的全面知识，尤其是治疗方面的最新进展和潜在突破，是一本具有高度参考价值的医学书籍。本书可供血液科、肿瘤科、病理科及相关专业医师和研究人员参考阅读。

图书在版编目（CIP）数据

罕见淋巴瘤新疗法 / (美) 克里斯托弗 • 迪图斯 (Christopher Dittus) 主编; 周辉, 李志铭, 张会来主译. -- 北京 : 科学出版社, 2025. 7. -- ISBN 978-7-03-082675-6

Ⅰ. R733.4

中国国家版本馆CIP数据核字第2025QF4820号

责任编辑：王灵芳 / 责任校对：张　娟
责任印制：师艳茹 / 封面设计：涿州锦辉

科 学 出 版 社 出版
北京东黄城根北街 16 号
邮政编码：100717
http://www.sciencep.com
三河市春园印刷有限公司印刷
科学出版社发行　各地新华书店经销
*
2025 年 7 月第　一　版　开本：787 × 1092　1/16
2025 年 7 月第一次印刷　印张：8 3/4
字数：212 000
定价：128.00 元
（如有印装质量问题，我社负责调换）

主译简介

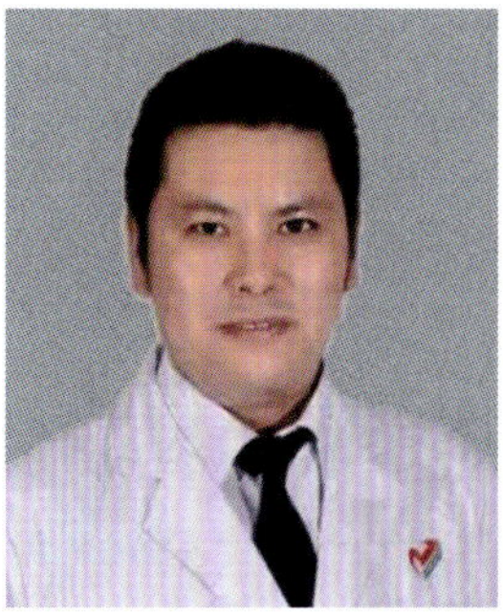

周　辉　教授、主任医师、硕士研究生导师，湖南省肿瘤医院党委委员、副院长。国家肿瘤质控中心淋巴瘤质控专家委员会委员，中国抗癌协会淋巴瘤整合康复专业委员会副主任委员，中国老年保健协会肿瘤免疫治疗专业委员会候任主任委员，湖南省淋巴瘤诊疗中心主任，淋巴瘤精准诊疗湖南省工程研究中心主任，中华医学会肿瘤学分会淋巴瘤学组委员，中华医学会肿瘤学分会肿瘤转化医学组委员，中国医疗保健国际交流促进会肿瘤内科分会委员，中国抗癌协会淋巴瘤专业委员会常委，湖南省医学会肿瘤内科学专业委员会候任主任委员，中国临床肿瘤学会（CSCO）理事 /CSCO 淋巴瘤专家委员会常委。国家卫健委能力建设和继续教育中心淋巴瘤专科建设项目专家组专家，血液学基础与应用湖南省重点实验室临床方向带头人，湖南省高层次卫生“225”人才、“515”人才。聚焦淋巴瘤等血液肿瘤基础与临床研究，主持省部级课题 10 余项，含国家卫健委重大专项子课题 1 项，湖南省重点研发项目 1 项。发表 SCI 收录论文 30 余篇，最高影响因子 11.037；参编专业论著 3 部，执笔行业指南、专家共识等共 14 项，获国家专利 3 项，以第一完成人身份获得湖南省抗癌协会科技奖三等奖及医学科技奖二等奖，担任 *Hematological Oncology*、*Frontiers in Oncology* 等杂志审稿人。

主译简介

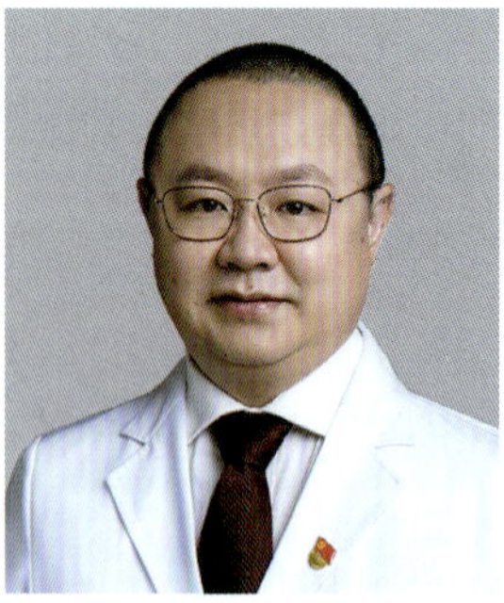

李志铭 教授、主任医师、博士研究生导师，任职于中山大学肿瘤防治中心内科。中国老年保健协会肿瘤免疫治疗专业委员会主任委员，广东省抗癌协会淋巴瘤专业委员会主任委员，广东省临床医学学会头颈肿瘤综合治疗专业委员会主任委员，广东省抗癌协会血液肿瘤专业委员会候任主任委员，中国临床肿瘤学会（CSCO）抗淋巴瘤联盟副秘书长、常委，中国抗癌协会淋巴瘤专业委员会常委，中国老年保健协会淋巴瘤专业委员会秘书长、常委，中国临床肿瘤学会头颈肿瘤专家委员会常委，中国抗癌协会青年理事会常务理事，中国医药教育协会淋巴瘤分会常委，中国抗癌协会神经肿瘤专业委员会中枢神经系统淋巴瘤学组副组长，广东省中西医结合学会肿瘤免疫专业委员会副主任委员，广东省健康管理学会生育力保护专业委员会副主任委员，广东省抗癌协会化疗专业委员会常委，广东省临床医学学会咽喉肿瘤专业委员会常委，广东省精准医学应用学会淋巴瘤分会常委，广州抗癌协会淋巴瘤专业委员会副主任委员。主要从事淋巴瘤的基础和临床研究，围绕不同类型淋巴瘤的预后因素研究、淋巴瘤的耐药机制研究、淋巴瘤的靶向治疗和免疫治疗相关研究等科学问题开展系列研究。主持国家级项目 5 项，省部级项目 6 项，参与国家级重大项目 4 项。发表论文 30 余篇。

主译简介

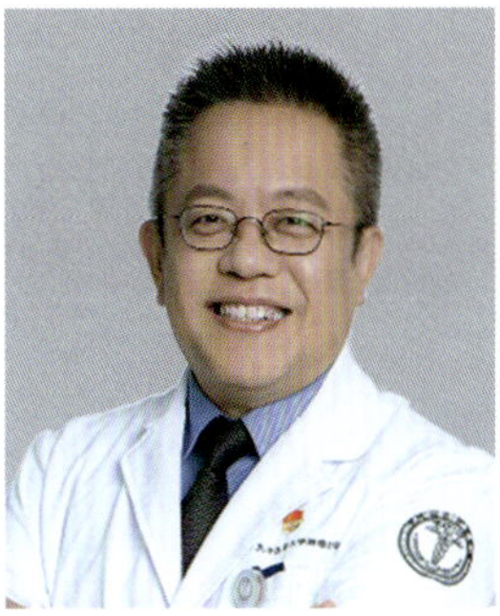

张会来　主任医师、博士研究生导师，现任天津医科大学肿瘤医院淋巴瘤内科主任。主要研究方向：恶性淋巴瘤的分子诊断和个体化治疗；主要协会 / 学会任职：国家癌症中心淋巴瘤质控专家委员会委员，中国抗癌协会第九届理事会理事，中国抗癌协会淋巴瘤专业委员会副主任委员，中国临床肿瘤学会（CSCO）淋巴瘤专家委员会常委，中华医学会肿瘤学分会淋巴瘤学组委员，天津市抗癌协会肿瘤临床化疗专业委员会主任委员，天津市整合医学会淋巴瘤专业委员会主任委员，天津市血液病质控中心副主任委员，天津市医师协会血液医师分会副会长。入选天津市第二批卫生健康行业高层次人才（津门医学英才）培养计划、天津医科大学“临床人才培养 123 攀登计划”第一层次人选培养计划，2023 年天津医科大学优秀研究生导师团队。获中华医学科技奖三等奖 1 项、中国抗癌协会科普奖 1 项、天津市科技进步奖二等奖 1 项及三等奖 3 项，主持及参与多项国家自然科学基金项目及省部级科研项目。目前担任《肿瘤药学》副主编，《中华血液学杂志》、《白血病・淋巴瘤》、《中国肿瘤临床》、*Hematological Oncology*、*Blood Research*、*Discover Oncology* 等国内外期刊杂志编委，以第一或通信作者在 *Blood*、*Cancer Research*、*J Exp Med* 等国际专业杂志及中华系列杂志、国家级核心期刊发表论著 90 余篇。荣获第四届“国之名医・优秀风范”奖。

译者名单

主　　译　周　辉　李志铭　张会来

副主译　李亚军　邹德慧　吴辉菁
刘　耀　闻淑娟　冯沿芬

译　　者　（按姓氏汉语拼音排序）

冯沿芬　中山大学肿瘤防治中心
贺怡子　湖南省肿瘤医院
黄嘉佳　中山大学肿瘤防治中心
黄英丹　湖北省肿瘤医院
李　军　重庆大学附属肿瘤医院
李亚军　湖南省肿瘤医院
李志铭　中山大学肿瘤防治中心
刘　霞　天津医科大学肿瘤医院
刘　耀　重庆大学附属肿瘤医院
孟祥睿　天津医科大学肿瘤医院
闻淑娟　新疆医科大学附属肿瘤医院
吴辉菁　湖北省肿瘤医院
谢晓晴　重庆大学附属肿瘤医院
薛　畅　湖北省肿瘤医院
曾若兰　湖南省肿瘤医院
张　文　中国医学科学院血液病医院 / 中国医学科学院血液学研究所
张冬华　邵阳市中心医院
张会来　天津医科大学肿瘤医院

郑银丽　中山大学肿瘤防治中心
周　辉　湖南省肿瘤医院
朱　琳　新疆医科大学附属肿瘤医院
邹德慧　中国医学科学院血液病医院 / 中国医学科学院血液学研究所

翻译秘书　贺怡子　湖南省肿瘤医院

原书前言

临床常见病的研究有许多优势：大多数人对此有研究兴趣，可以获得研究资助，医生有丰富的临床经验。相反，临床罕见病的治疗方案很少，而那些有限的治疗方案也基于有限的科学证据。罕见病的诊断通常都很困难，许多患者一开始就被误诊。罕见病在人群总体上影响了很多患者，但只有某些学术中心有能力充分治疗罕见病，这限制了大多数罕见病患者获得合适治疗的机会。为了创造公平的诊疗环境，罕见病需要得到更多的关注。

总的来说，癌症并不罕见。事实上，它是美国第二大死亡原因（仅次于心血管疾病）。然而，这是一种误导，因为癌症由数百种不同的疾病组成。很少有癌症类型比淋巴瘤更能说明这一点，淋巴瘤大致分为霍奇金淋巴瘤和非霍奇金淋巴瘤两大类，但实际上是由60多种独特的疾病组成。包括慢性淋巴细胞白血病在内，美国每年约有10万例淋巴瘤病例。其中，每年只有两组病例超过20 000例——慢性淋巴细胞白血病（2016年为20 980例）和弥漫大B细胞淋巴瘤（2016年为25 380例），其余淋巴瘤亚型每年都不超过1.5万例，大多数不到1万例。

在这种情况下，我们致力于本书——《罕见淋巴瘤新疗法》的撰写。许多类型癌症的治疗进展迅速，但罕见癌症的进展十分缓慢。新药物通常在常见癌症亚型中进行试验，以确保药物有充足的财政支持。然而，罕见病仅有一些小型新药临床试验，或者通过回顾性研究来评估疗效。通常，一项研究将构成多年来的整个循证证据基础。本书的写作初衷是强调一组经常被忽视的罕见病的研究进展。本书的内容涵盖了靶向小分子抑制剂、单克隆抗体和免疫治疗的最新进展，因为它们属于罕见类型的淋巴瘤的新疗法。

本书每一章都由淋巴瘤领域的专家撰写，将作为社区肿瘤学家和学术肿瘤学家的指南。每章从特定类型淋巴瘤的背景资料开始，然后描述标准的治疗方法，最后着重于新的治疗方法。

读者会发现本书通俗易懂并和临床密切相关。本书第1章着重于血液病理学，这是所有肿瘤学开始的地方，病理帮助我们获得准确的诊断。这对淋巴瘤尤其重要，因为淋巴瘤需要亚型诊断。这可能很困难，即使对于常见类型也是如此。对于罕见的淋巴瘤，血液病理学是尤其重要的，因为一个没有经验的血液病理学家可能会将罕见淋巴瘤误诊为更常见的淋巴瘤亚型。

在本书中，我们重点关注惰性和侵袭性B细胞淋巴瘤，包括淋巴浆细胞性淋巴瘤、浆母细胞淋巴瘤、套细胞淋巴瘤和原发中枢神经系统淋巴瘤。某些章节侧重于更常见的淋巴瘤类型的罕见变体，如原发纵隔B细胞淋巴瘤和*TP53*异常的慢性淋巴细胞白血病。此外，我们还专门用一章来介绍与霍奇金淋巴瘤有关的一种重要的新治疗方法：嵌合抗原受体T细胞治疗。

本书的后一部分着重于非常罕见的变异 T 细胞淋巴瘤，包括病毒相关亚型、成人 T 细胞白血病 / 淋巴瘤、结外 NK/T 细胞淋巴瘤。其他章节包括间变性大细胞淋巴瘤、肠病相关 T 细胞淋巴瘤、肝脾 T 细胞淋巴瘤和皮肤 T 细胞淋巴瘤。

我希望本书能使临床肿瘤学家，以及其他感兴趣的医师、住院医师和学生获益。这是一次很棒的经历，汇集了来自全国各地的专家的经验，希望读者能欣赏这些专家带给本书的知识深度。

克里斯托弗·迪图斯
美国北卡罗来纳州，教堂山

目录

请扫码查看参考文献

第 1 章 罕见淋巴瘤的血液病理学与诊断挑战

Renee Betancourt and Yuri Fedoriw

一、引言

现代肿瘤的分类系统旨在提供一个框架以将具有独特的生物学和（或）临床特征的肿瘤进行诊断。随着对疾病机制和生物学了解的不断深入，细化分类的能力也在不断提高。这种发展体现在对越来越多独特亚型疾病的诊断上，但准确的分类尚需获得更多的研究结果，以及汇总/分析数据能力的提升。对于已经进行了广泛研究的常见淋巴瘤亚型，例如弥漫大 B 细胞淋巴瘤（diffuse large B-cell lymphoma，DLBCL），包括从常规组织病理学到基因组改变在内的各种疾病诊断标志物已被大家熟知。虽然对罕见淋巴瘤的全面了解还不够完善，但明确诊断并将患者纳入临床试验，在许多情况下是可行的，并且是符合预期的。此外，罕见亚型淋巴瘤的患者还面临着诊断和治疗不一致的挑战，这在一定程度上反映了对鉴别诊断或预测疾病特征的认识尚存在不足。负责诊治这些患者的临床医师团队非常依赖于小型的回顾性病例研究结果和专家意见，并且即使是经验丰富的病理学医师，在罕见亚型淋巴瘤诊断中的不一致性也很高。

二、B 淋巴细胞肿瘤

很难确定常见淋巴瘤的罕见变异亚型是否比罕见淋巴瘤的常见亚型更常见。B 淋巴细胞肿瘤占淋巴瘤的大部分，但罕见的 B 细胞淋巴瘤及其亚型在分类和治疗上仍存在挑战。

（一）经典型霍奇金淋巴瘤

经典型霍奇金淋巴瘤（classic Hodgkin lymphoma，cHL）典型病例具有特定的形态学和免疫表型特征，因此准确分类或诊断相对容易。形态学上表现为较容易被识别的霍奇金/里德-斯特恩伯格（Hodgkin and Reed-Sternberg，H/R-S）细胞，免疫组化（immunohistochemistry，IHC）以 CD30、CD15 表达、PAX5 弱表达及 CD20 染色不明显为特征（图 1.1）。这些细胞经常出现在包含小淋巴细胞、浆细胞和嗜酸性粒细胞的多形性背景中。然而，形态学的局限性可造成诊断陷阱，同时由于对不同淋巴瘤亚型的认识不断深入，使得分类变得具有挑战性。在其他淋巴瘤亚型中可以看到与典型的 H/R-S 细胞几乎无法区分的细胞（表 1.1；图 1.2）。在血管免疫母细胞性 T 细胞淋巴瘤（angioimmunoblastic T-cell lymphoma，AITL）中，这些 H/R-S 样细胞代表了部分由滤泡辅助 T 细胞起源的肿瘤细胞驱动的 EB 病毒（Epstein-Barr virus，EBV）的增殖。虽然 AITL 是一种认识较充分的外周 T 细胞淋巴瘤，但 cHL 更为常见，识别出 H/R-S

样细胞可能会分散准确分类及诊断工作的注意力。极少数情况下，T 细胞淋巴瘤，如间变性淋巴瘤激酶（anaplastic lymphoma kinase，ALK）阴性的间变性大细胞淋巴瘤（anaplastic large cell lymphoma，ALCL），不仅在恶性细胞的形态上与 cHL 有重叠之处，而且其背景细胞环境也与 cHL 相似。在这种情况下，免疫表型特征足以区分，从而避免误诊。在 cHL 中，T 细胞标志物通常可以通过免疫组化检测到，而在 ALCL 中通常检测不到。

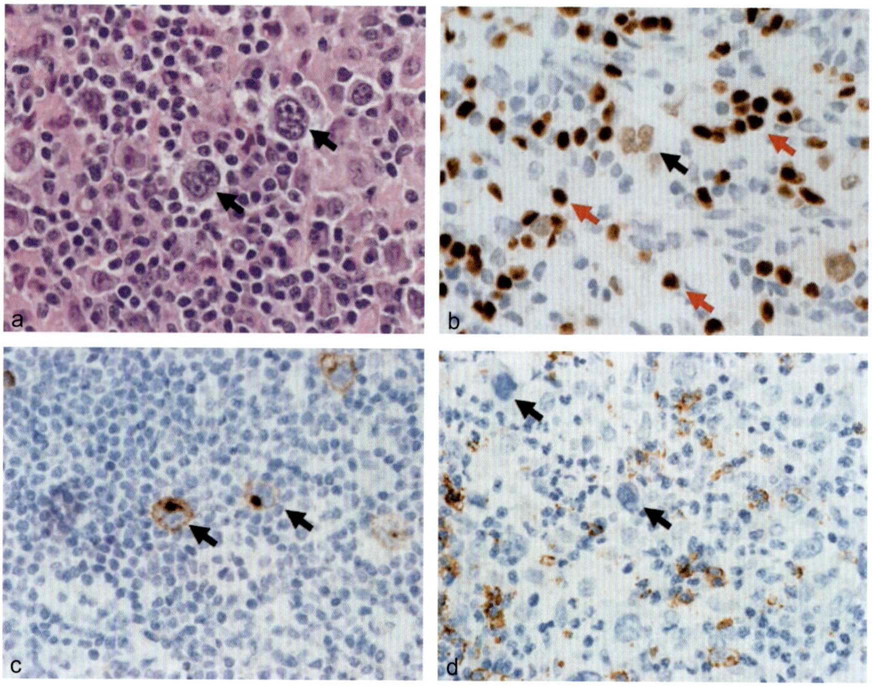

图 1.1　经典型霍奇金淋巴瘤。苏木精 - 伊红（H&E）染色切片（a）显示 H/R-S 细胞的典型形态特征：大，有时为双核（箭头）或多核，包涵体样深红色核仁和丰富的嗜酸性细胞质。肿瘤细胞 PAX5 染色微弱（b：黑色箭头），而背景中的反应性 B 淋巴细胞为强阳性（b：红色箭头）。CD30（c）在 H/R-S 细胞内显示细胞膜和高尔基体染色。CD20（d）在 H/R-S 细胞内呈阴性（黑色箭头），而背景中的反应性 B 淋巴细胞为强着色（原始物镜放大倍数 ×20）

表 1.1　H/R-S 细胞及具有类似特征的疾病

	细胞起源	组织形态特征	肿瘤免疫表型
经典型霍奇金淋巴瘤（cHL）	生发中心 B 细胞	在具有嗜酸性粒细胞、组织细胞和（或）中性粒细胞的炎症背景中散在少量核仁明显的肿瘤细胞	CD30+，CD15+，CD20 表达不定，PAX-5 弱表达，CD45 –（H/R-S 细胞异常表达 T 细胞抗原见于高达 15% 的病例）
血管免疫母细胞性 T 细胞淋巴瘤（AITL）	α/β T 细胞	肿瘤性 T 免疫母细胞群（常位于血管周围）高内皮静脉增生	全 T 细胞标记 +（CD2，CD3，CD5，CD7）
		多形性反应性背景含有 EBV+ B 免疫母细胞	滤泡辅助 T 细胞标记 +（CD4，CD10，BCL-6，PD-1）

续表

	细胞起源	组织形态特征	肿瘤免疫表型
间变性大细胞淋巴瘤（ALCL）	T 细胞	肿瘤细胞体积大、非典型、怪异，常具有多叶状核（但大小可由小到大变化，有助于与 cHL 相鉴别）	CD30+，CD15 –，CD20 –，PAX-5 –，ALK+/ –
灰区淋巴瘤（特征介于 cHL 与 DLBCL 之间）	B 细胞（胸腺或淋巴结）	有些区域存在大而异型的 H/R-S 样细胞和中心母细胞，在稀疏的炎症背景下显示出肿瘤内异质性，而其他区域则更接近 DLBCL 或 PMBL	CD30+/ –，CD15+/ –，CD20+（通常为强阳性），CD45+（染色特征在 cHL 和 DLBCL 之间存在重叠）

注：EBV. EB 病毒；DLBCL. 弥漫大 B 细胞淋巴瘤；PMBL. 原发纵隔 B 细胞淋巴瘤

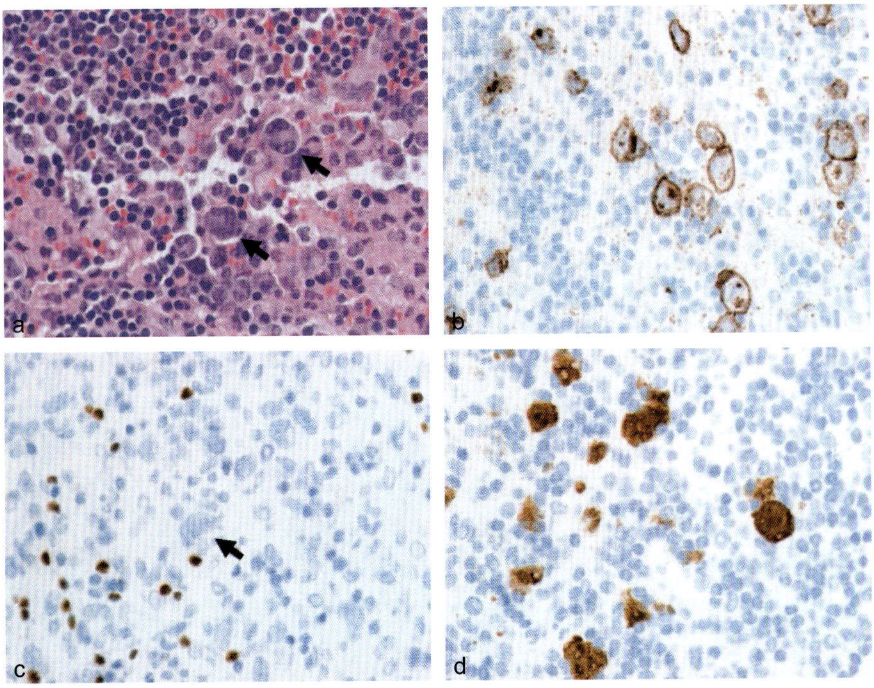

图 1.2　ALK 阳性间变性大细胞淋巴瘤。H&E 染色切片显示大的、异常的肿瘤细胞，其形态学特征与经典型霍奇金淋巴瘤有重叠（a）。肿瘤细胞强表达 CD30（b），PAX5 阴性（c：黑色箭头），核和胞质内 ALK 强表达（d）（原始物镜放大倍数 ×20）

免疫组化和其他免疫表型分析远非简单的二元化，细微的表达差异可能反映了与预后差异显著相关的独特生物学特征。典型的 cHL 形态伴 CD20 弥漫强表达，诊断为特征介于 DLBCL 和 cHL 之间的未能分类的 B 细胞淋巴瘤可能更准确（图 1.3）。这些所谓的“灰区”淋巴瘤的预后明显比 cHL 差，需要采用不同的治疗方法。然而多数病例形态学和免疫表型存在交叉，因此，诊断可能主要依赖于免疫组化是否检测到 CD20 的强表达。尽管这些肿瘤之间的鉴别关乎临床诊治，但目前仍缺少 CD20 表达程度的严格或统一的判读标准，因此，其表达的判读是定性和主观的。

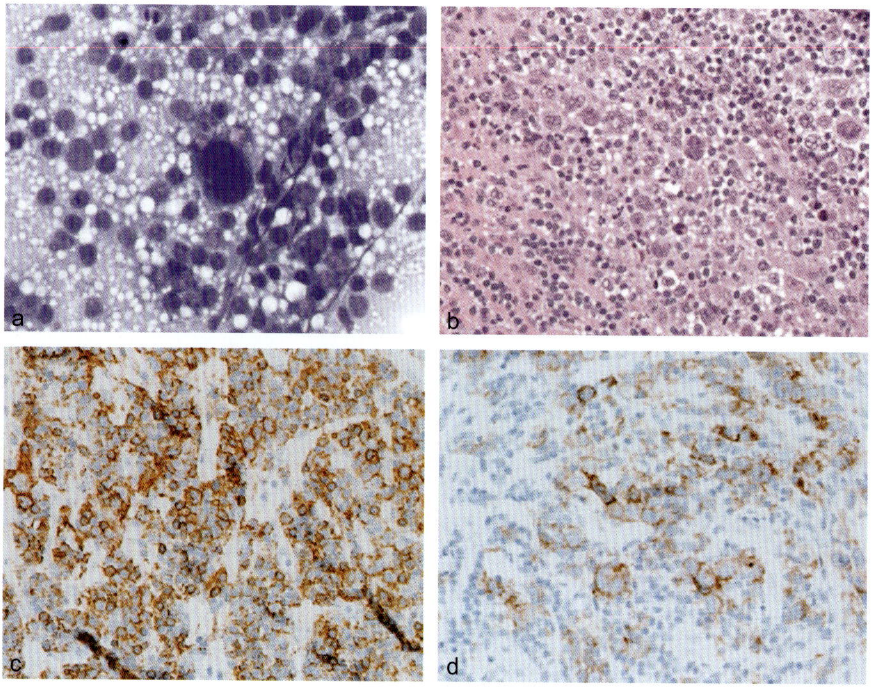

图 1.3 灰区淋巴瘤（特征介于弥漫大 B 细胞淋巴瘤和经典型霍奇金淋巴瘤之间）。瑞特 - 吉姆萨（Wright-Giemsa）染色印片显示易于识别的类似 H/R-S 细胞的肿瘤细胞（a）（原始物镜放大倍数 ×60）。H&E 切片（b）显示异常浸润的肿瘤细胞，形态谱显示从大而多形的 R-S 细胞到中等至大的单个核细胞。所有肿瘤细胞均表达 CD20（c），其中一部分细胞表达 CD30（d）（原始物镜放大倍数 ×20）

（二）浆母细胞淋巴瘤和原发性渗出性淋巴瘤

目前对于不常见且与病毒相关的非霍奇金淋巴瘤（non-Hodgkin lymphoma，NHL）的分类同样具有挑战性，包括浆母细胞淋巴瘤（plasmablastic lymphoma，PL）和原发性渗出性淋巴瘤（primary effusion lymphoma，PEL）。虽然包括人类免疫缺陷病毒（human immunodeficiency virus，HIV）状态在内的临床表现和活检部位为上述疾病的诊断提供了重要线索，但其多形性的形态学、免疫表型和临床变异同样具有重要意义。PL 和 PEL 均与 HIV 感染有关，并且与这一人群发生的大多数淋巴瘤一样，它们在形态学和免疫表型上类似于更成熟和接近终末分化的 B 细胞。因此，这些肿瘤表达浆细胞标记，如 CD38、CD138 和 MUM1，而不表达 CD19、CD20 和 PAX5。两者通常为 EBV 阳性，PEL 还显示出人类疱疹病毒 8 型（human herpes virus 8，HHV-8）和潜伏相关核抗原 1（latency associated nuclear antigen-1，LANA-1）的共表达。在典型的 HIV 相关病例中，PL 通常表现为口腔病变，而 PEL 则多发生在肺部和腹水中（图 1.4）。

尽管这些肿瘤可能看起来很独特，但在美国其发生率相对较低，且形态学上与其他恶性肿瘤存在重叠，使得诊断工作变得复杂。近年来，PL 和 PEL 在未感染 HIV 的患者中发生率上升，尤其是器官移植后免疫功能低下的患者或老年患者。人们逐渐认识到实体变异型的 PEL 可以具有与 PL、DLBCL 和间变性骨髓瘤相似的形态学特征。因此，进行全面的免疫组化表型评估，包括对 LANA-1 表达的评估，对于准确诊断和治疗 PEL 至关重要。

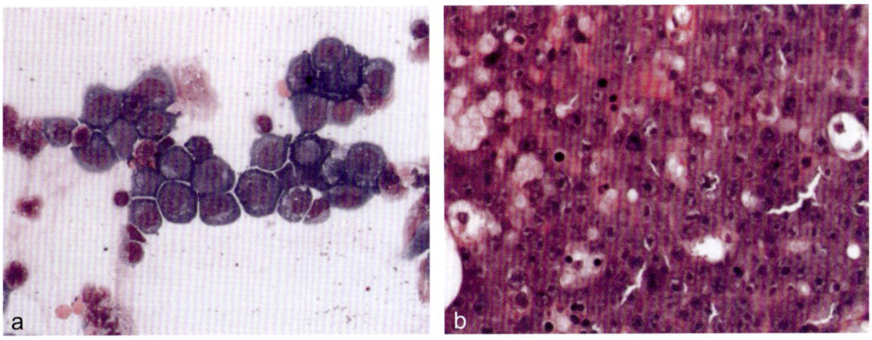

图 1.4　原发性渗出性淋巴瘤和浆母细胞淋巴瘤。a. 显示在瑞特 - 吉姆萨染色的胸腔积液标本中见具有原发性渗出性淋巴瘤典型形态学特征的异常大淋巴样细胞。b. H&E 染色切片显示了典型的浆母细胞性淋巴瘤特征，即大片的浆细胞样细胞浸润，细胞密度大且形态单一（原始物镜放大倍数 ×60）

三、T 细胞淋巴瘤

总体而言，T 细胞淋巴增殖性疾病不仅难以分类，而且在最初很难确诊为肿瘤。与其他淋巴造血组织肿瘤不同，T 细胞淋巴瘤中明确的细胞遗传学异常相对少见。除了系统性 ALCL 含有 ALK 重排外，重现性染色体改变很少见。此外，尽管通过传统的 T 细胞受体（T-cell receptor，TCR）重排分析可以相对容易地确定 T 细胞增殖的“克隆性”，但在反应性皮肤病和自身免疫性疾病中，克隆性但非肿瘤性的 T 细胞群较常见。另外，TCR 亚型检测往往不能单独替代克隆性检测。与通常情况下 B 细胞表达的 κ/λ 轻链比率一致不同，绝大多数 T 细胞表达 α/β 受体，而在反应性病变中可见外周 γ/δ T 细胞增殖。因此，一旦明确 T 细胞增殖的肿瘤性质，确定 TCR 亚型通常是有用的，且免疫表型主要影响诊断分类。

（一）蕈样肉芽肿病

蕈样肉芽肿病（mycosis fungoides，MF）是最常见的皮肤 T 细胞肿瘤，占所有皮肤淋巴瘤的 50% 以上。由于其与一些良性皮肤病变的特征存在重叠，准确、及时的诊断仍然具有挑战性。反应性、炎症性和自身免疫性皮肤病的组织形态学、免疫表型和分子特征与 MF 非常接近。迄今为止，由于没有单一的确诊检测，临床病理相关性仍然是鉴别早期蕈样肉芽肿病与其他良性皮肤病变的金标准。病理学家对蕈样肉芽肿病的组织形态学认识的一致性较低，尤其是在首次就诊时，因此通常需要在不同时间点从不同部位进行连续活检。

MF 在不同的疾病阶段呈现不同的表现，也存在不同的变异形式，包括亲毛囊性 MF、佩吉特样网状细胞增多症和肉芽肿性皮肤松弛症，更加混淆诊断。经典 MF 趋向于惰性临床过程，随着疾病进展而演进，持续数年到数十年。最早的临床表现通常为瘙痒性红斑或斑块，组织形态学表现为伴有单细胞亲表皮的轻度苔藓样浸润。后期活检则表现为致密的带状非典型淋巴细胞浸润，具有弯曲的“脑回样”核和位于上皮附近的微脓肿（图 1.5）。

随着疾病的进展，肿瘤性淋巴细胞形成结节性真皮浸润，通常会失去有诊断价值的特征性亲表皮浸润。在结节或肿瘤期，淋巴细胞体积较大且非典型，并常表达 CD30。在这一阶段之后可出现大细胞转化，其特征是存在 > 25% 的大 T 细胞，预示着整体预后较差。

免疫表型上，MF 表现为 CD3+ T 细胞，并表达 CD4，以及 CD4/CD8 比值通常大于 6（图 1.5）。然而，这种辅助 T 细胞表型并不总是存在，罕见的 CD8+ 病例已有报道。有学者提出，更敏感和特异的免疫组化结果是克隆性 T 细胞群的 CD7 表达缺失，但由于在某些反应性皮肤病和其他反应性 T 细胞增殖中也可出现 CD7 表达缺失，这一特征在实际工作中的作用也是有限的。关于 T 细胞的克隆性，可通过聚合酶链反应（polymerase chain reaction，PCR）扩增后行毛细管电泳检测 TCR α/β 或 γ/δ 基因重排加以确认。其敏感度为 40% ～ 90%，并呈现出疾病阶段依赖性，进展期疾病更有可能存在优势克隆。

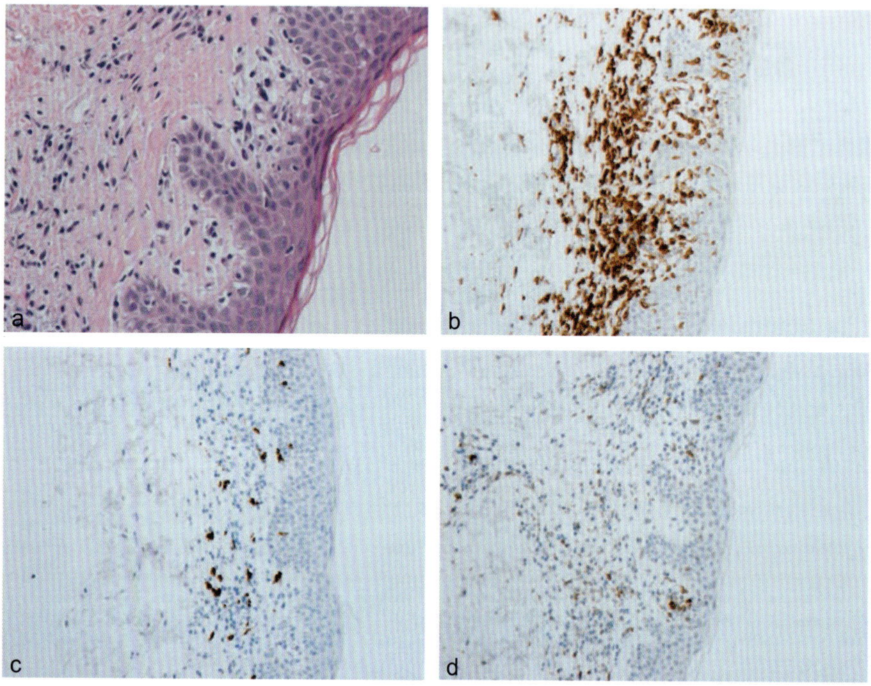

图 1.5　蕈样肉芽肿病。皮肤活检组织切片 H&E 染色（a）显示浅表真皮内有不明显的小到中等大小的淋巴样细胞聚集成小簇状，并有小淋巴细胞延伸至表皮（亲表皮性）。浸润的淋巴细胞主要由 CD4 阳性 T 细胞（b）组成，伴有极少数 CD8 阳性的 T 细胞（c）以及 CD7 异常低表达（d）（原始物镜放大倍数 ×20）

2005 年，国际皮肤淋巴瘤学会（International Society for Cutaneous Lymphomas，ISCL）发表了一个算法，该算法将临床和病理参数纳入基于积分的评分系统，为病理学家和临床医师提供标准化的指引。随后对该算法的验证表明，其敏感度和特异度分别为 87.5% 和 60%。目前，该诊断体系尚需进一步优化。

虽然免疫表型异常和 TCR 检测可辅助识别和确认克隆性 T 细胞，但并不能明确该克隆性亚群是反应性还是肿瘤性。然而，在不同时间、不同部位进行的多个活检样本中检测出共同克隆，并结合患者典型的临床表现，可作出 MF 的诊断。

随着对 MF 发病机制和分子生物学改变的进一步了解，新的分析技术将不断应用于早期诊断。二代测序技术有望大幅提高克隆检测的敏感度，最近在 MF 病例中发现了特征性的 miRNA 标志物，可能有助于提高当前的诊断方法所缺乏的特异度。

（二）间变性大细胞淋巴瘤

间变性大细胞淋巴瘤是最早在 1985 年报道的一种血液恶性肿瘤，其特征表现为表达淋巴细胞活化标志物 CD30 的大的间变性淋巴样细胞。其组织学表现非常多样，但常表现为在淋巴结窦内和血管周围聚集性生长，并多见具有丰富的嗜酸性胞质、肾形偏心核的多形性肿瘤细胞（即所谓的“标志”细胞）。在部分病例中可观察到双核和多核细胞，当肿瘤中出现 CD30 阳性的大细胞时，则要将霍奇金淋巴瘤纳入诊断考虑之中（图 1.2）。T 细胞系别来源确定后，ALCL 的特征有助于区分其他外周和皮肤 T 细胞淋巴瘤。

此后不到 10 年内，在约 50% 的 ALCL 病例中发现了一种新的染色体易位，这表明以前被定义为单一实体的 ALCL 具有惊人的生物学异质性。这是首次在淋巴瘤中发现的染色体重排，基于此，ALCL 被划分为存在或缺失 t（2；5）易位的两个独立亚型。2 号染色体上 *ALK* 基因和伴侣基因 [通常是 5 号染色体上的核仁磷蛋白（nucleophosmin，NPM）] 的重排及融合导致了酪氨酸激酶持续激活、ALK 蛋白表达，进而导致淋巴瘤的发生。值得注意的是，除少数神经细胞和非血液肿瘤（如肺和软组织）外，正常出生后的人体组织中几乎不存在 ALK 蛋白表达。这使得 ALK 免疫组化和荧光原位杂交在识别 ALK 易位阳性（ALK+）和阴性（ALK－）的 ALCL 病例方面具有更高的实用性。

2008 年世界卫生组织（World Health Organization，WHO）分类将 ALK－的 ALCL 归为一种临时的疾病实体，但对其了解甚少。当时，它被定义为 ALK+ 的 ALCL 形态谱系中的一种淋巴瘤，具有强而均匀的 CD30 染色，但不表达 ALK 蛋白。尽管 ALK+ 的和 ALK－的 ALCL 有一些共同的表型特征，但它们在生物学差异之外还表现出明显的临床异质性。研究表明，ALK 阳性表达在年轻人群中更为常见，更重要的是，它能识别出一组预后较好的患者。用标准化疗方案治疗后，ALK+ 患者的 5 年总生存率（overall survival，OS。译者注：原文也用“OS”表示“总生存期”）为 80% ～ 85%，而 ALK－患者的 5 年 OS 低于 50%。然而，最近对 ALK－病例的遗传亚型研究发现，即使在这一类别中，临床结局也存在很大差异。

随着对癌症遗传学的理解不断深入，许多以前归为一类的疾病实体正进一步细分为具有特定遗传特征的更明确的诊断亚型。ALK－的 ALCL 就是一个典型的例子，其阐述了分子技术的进步和基因数据获取的增加如何为疾病的预后提供关键信息并指导治疗决策。最近对 *ALK*、*DUSP22* 和 *TP63* 互斥重排的发现阐明了不同亚型之间的遗传异质性及临床转归的显著差异。约 30% 的 ALK－的 ALCL 病例存在 *DUSP22* 重排，8% 的病例存在 *TP63* 重排，而 42% 的病例缺乏这三种重排。临床预后相关性分析表明，具有 *DUSP22* 重排的 ALK－的 ALCL 患者与接受类似治疗的 ALK+ 患者获得同样良好的预后。除了一致的染色体易位外，这一亚群还被发现具有独特的基因表达谱和更经典的 ALCL 组织学形态，即“标志细胞”。*TP63* 重排则与难治性或对标准化疗无效相关，因此其病程更凶险，预后更差。*ALK*、*DUSP22* 或 *TP63* 重排阴性的病例预后居中，这可能代表一个尚未定义的同质性实体，也可能是一个尚未阐明的具有基因和临床异质性的实体。

四、生物标志物

罕见类型癌症由于缺少该疾病患者的大型临床试验数据，其治疗尚未标准化。然而，正在进行的药物开发和全面的分子特征分析为罕见淋巴瘤亚型的治疗选择提供了依据。病理学的作用也随之扩大，以提供有效的疾病预后和预测标志物。虽然旨在识别可靶向的基因突变和细胞通路的大规模测序技术越来越可及，但传统的组织病理学和细胞遗传学研究目前仍然是疾病评估的基础。例如，对 DLBCL 预后和预测标志物的评估现已成为临床标准，这些项目包括对 CD20 和 CD30 免疫组化表达的评估、细胞起源分类以及 *MYC*、*BCL2* 和 *BCL6* 重排状态的细胞遗传学分析等。在一些罕见的淋巴瘤亚型中，可用于指导治疗的标志物的种类相对较少，但随着新疗法的引入及其他适应证获批的药物被证明对该瘤种有效，这一范围正在逐步扩大。

有效的生物标志物检测和报告也在随着肿瘤学界对它们的使用和适用性的经验积累而不断发展。例如，在抗 CD30 抗体偶联药物维布妥昔单抗（brentuximab vedotin，BV）开发之后，对肿瘤 CD30 表达的评估迅速超越了其作为诊断标志物的常规用途。在 BV 最初被获批用于部分经典型霍奇金淋巴瘤患者后的几年内，CD30 表达的预后和预测意义在多种淋巴瘤亚型中被报道，BV 也因此获得了美国食品药品监督管理局（Food and Drug Administration，FDA）的批准用于更多适应证。然而，病理学家和临床医师应该意识到，IHC 中 CD30 表达程度与治疗反应并不呈线性相关。在 CD30 不是肿瘤分类必要条件的肿瘤中，多项研究表明，即使在一小部分恶性细胞中表达 CD30 也与治疗反应有关。这一现象凸显了我们对疾病生物学的了解尚不完全，以及目前可用的表型检测手段的不足。

五、结论

淋巴瘤是一组异质性肿瘤，通常难以诊断和准确分类。当遇到一些与常见肿瘤具有较多相似诊断特征，但预后和对治疗的预期反应又截然不同的罕见淋巴瘤亚型时，这一挑战尤为突出。对淋巴瘤亚型的谱系、其潜在的复杂生物学机制、诊断程序及不断发展的治疗方法的认识，有助于为患者提供更全面的诊治方案。

（冯沿芬　郑银丽　译）

第 2 章 华氏巨球蛋白血症的新型治疗方法

Shayna Sarosiek and Jorge J. Castillo

一、引言 / 流行病学

华氏巨球蛋白血症（Waldenström macroglobulinemia，WM）是一种惰性 B 细胞淋巴增殖性疾病，最早于 1944 年由 Jan Waldenström 描述及报道。这是一种罕见的惰性淋巴瘤，其病因是淋巴浆细胞克隆性增殖，产生单克隆免疫球蛋白 M（immunoglobulin M，IgM）血症。WM 多发生于老年男性患者，年龄调整后的发病率约为 3.8/100 万人。不同种族之间的发病年龄不同，黑种人的中位诊断年龄为 63 岁，而白种人则为 73 岁。此外，阿什肯纳兹犹太血统人群中 WM 的发病率可能较高，且有家族性 WM 病例的相关报道。

二、临床表现

WM 患者通常因偶然发现单克隆 IgM 血症而被诊断，此时患者可能没有任何临床症状或体征。尽管如此，部分患者也可能会表现出与疾病相关的临床症状，这些症状通常与骨髓中克隆细胞的负荷相关；其中贫血是 WM 最常见的具有治疗指征的症状。患者偶尔会出现急性发作，伴随血清 IgM 水平显著升高，从而导致高黏滞血症（例如鼻出血、头痛及视物模糊等）。此外，WM 患者还可能出现其他与疾病相关的症状，包括混合型Ⅱ型冷球蛋白血症、周围神经病变、轻链型淀粉样变性或冷凝集素溶血性贫血。WM 极少引起症状性髓外疾病，如肾功能不全和胸腔积液。除此之外，在复发患者及少部分新诊断的患者中，可能会出现 Bing-Neel 综合征，其典型特征是克隆性 WM 细胞侵犯脑脊液、脑膜或脑实质。Bing-Neel 综合征可表现为头痛、认知障碍、步态改变、脑神经功能障碍、视力变化或听力下降。

三、诊断、分期和检查

WM 的诊断标准包括骨髓中克隆性淋巴浆细胞浸润及存在单克隆 IgM 血症。骨髓中克隆性淋巴细胞的典型免疫表型为 B 细胞标志物 CD19（+），CD20（+），CD22（+），CD79a（+）。骨髓中还存在克隆性浆细胞，其表型为 CD38（+），CD138（+）。WM 与其他血液系统疾病可具有重叠的特征，需要进行鉴别诊断，如 AL 淀粉样变性、意义未明的单克隆 IgM 丙种球蛋白血症（IgM monoclonal gammopathy of undetermined significance，IgM MGUS）、边缘区淋巴瘤（marginal zone lymphoma，MZL）和 IgM 型多发性骨髓瘤等。对于疑似 IgM 型多发性骨髓瘤的病例，评估骨髓样本是否存在 t（11；14）和（或）检测细胞 cyclin D1 的表达有助于鉴别，这些标志在 IgM 型多发性骨髓瘤中较为常见。

WM 的诊断检查通常应包含基线实验室检查，如全血细胞计数、全面代谢检查（包括肝肾功能、血糖、电解质和血脂等）、血清免疫固定电泳、血清蛋白电泳、免疫球蛋白定量和血黏度检查。此外还应进行 HIV 和乙型肝炎病毒血清学检测，以及乳酸脱氢酶（lactate dehydrogenase，LDH）和 β2 微球蛋白水平测定。对于出现周围神经病变的患者，初始检查应给予抗髓鞘相关糖蛋白（myelin-associated glycoprotein，MAG）抗体和抗神经节苷脂（ganglioside M1，GM-1）抗体检测。同时推荐完善胸部、腹部和骨盆的基线 CT 扫描（伴或不伴 PET 成像）。另外，推荐通过基因检测评估髓样分化因子 88（myeloid differentiation factor 88，MYD88）或 CXC 族趋化因子受体 4（CXC motif chemokine receptor 4，CXCR4）的突变状况。

超过 90% 的 WM 患者存在 *MYD88* 突变，因而突变检测有助于诊断。虽然使用 Sanger 测序已发现了其他一些少见的突变，但最常见的突变还是 $MYD88^{L265P}$，它是指 *MYD88* 基因编码的蛋白中第 265 位氨基酸由脯氨酸取代亮氨酸。超过 50% 的 IgM MGUS 患者和 5% 的 MZL 患者也存在 *MYD88* 突变，而在 IgM 型骨髓瘤患者中并未检测到这种突变。在先天性疣、低丙种球蛋白血症、感染和骨髓粒细胞缺乏症（WHIM）综合征中发现的 *CXCR4* 突变，存在于约 40% 的 WM 患者中。*CXCR4* 突变类型超过 30 种，包括移码（frameshift，FS）和无义（nonsense，NS）突变。已知 WM 患者中 *MYD88* 和 *CXCR4* 的突变状态与不同的临床症状相关，$MYD88^{L265P}$ 和 $CXCR4^{WHIM/NS}$ 突变的患者通常骨髓受累程度较高、血清 IgM 水平较高、淋巴结病发生率较低而高黏滞血症风险增加，而 $MYD88^{WT}$ 和 $CXCR4^{WT}$ 突变的患者骨髓受累程度最低。*CXCR4* 突变也与 WM 患者中获得性血管性血友病相关。

四、预后

近年来，WM 的生存期有所延长，目前约可达到 11 年。国际预后评分系统（International Prognostic Scoring System，IPSS）可用于评估新诊断患者的预后，评估标准中预后不良的因素包括：年龄＞ 65 岁，血红蛋白≤ 11.5g/dL，血小板计数≤ 100 000/μL，β2 微球蛋白＞ 3mg/L，单克隆 IgM ＞ 7g/dL。根据这些临床指标可以预估患者的中位生存期（median survival，MS）。低危、中危和高危患者的预期 5 年总生存率分别为 87%、68% 和 36%。

这种预后评分系统未来可能会结合最近发现的相关基因突变状况而改进。新的研究表明，*MYD88* 和 *CXCR4* 状态不仅可能影响临床表现，还可能影响治疗反应和总生存率。野生型 *MYD88* 患者的总生存率低于突变型 *MYD88* 患者。另一项研究显示，野生型 *MYD88* 患者的死亡风险较突变型 *MYD88* 患者增加，10 年总生存率分别为 73% 和 90%。此外，野生型 *MYD88* 患者发生弥漫大 B 细胞淋巴瘤转化的风险增加（15% vs. 1%）。尚未发现 *CXCR4* 突变影响 WM 患者的总生存率，但该突变与治疗反应时间较慢、治疗反应持续时间缩短、治疗反应深度较浅及对伊布替尼、伊沙佐米和依维莫司治疗耐药性相关。

五、传统治疗方案

尽管诊断为 WM，但并非所有患者在初诊时都需要治疗。当患者出现影响生活质量的全身症状、症状性淋巴结肿大或脾大、骨髓浸润导致血红蛋白≤ 10g/dL 或血小板＜ 100 000/μL 及与疾病相关的特定并发症（如症状性髓外病变、淀粉样变性、周围神经病变、高黏滞血症或症状性冷球蛋白血症）时，应考虑开始治疗。无症状但 IgM 水平高于 6g/dL 的患者发生症状性高黏滞血症的风险较高（370 倍概率），因此这类患者也应接受治疗。由于 WM 是罕见疾病，虽然大多数治疗建议都是基于单臂或Ⅱ期研究结果而不是大样本随机、对照试验的循证支持，但目前多种治疗选择可用于控制 / 消减克隆性淋巴浆细胞。对于有症状性高黏滞血症的患者，在确定治疗方案前，可先进行血浆置换作为桥接治疗。

对于需要治疗的患者，目前可采用多种推荐的传统治疗方案。利妥昔单抗（一种 CD20 单克隆抗体）是传统治疗的基础，既可以单独使用，也可以与烷化剂和（或）蛋白酶体抑制剂联合使用。尽管利妥昔单抗在 WM 治疗中比较有效，但对于 IgM ＞ 4000mg/dL 的患者，在初始治疗时应暂缓使用（或先进行血浆置换），以预防 IgM“爆发（flare）”引起的高黏滞血症并发症。苯达莫司汀联合利妥昔单抗（Benda-R）是新诊断和复发 WM 患者的常用方案。患者对该方案的耐受性良好，在新诊断患者中的客观缓解率（objective response rate，ORR）为 90% ～ 95%，而在复发患者中的 ORR 约为 80%。多项研究探索利妥昔单抗联合硼替佐米和地塞米松（BDR）方案的疗效，显示其 ORR 为 90% ～ 95%，无进展生存期（progression free survival，PFS。译者注：原文“PFS”亦表示“无进展生存率”）为 40 ～ 60 个月。由于硼替佐米增加神经病变的风险，有研究探索 CARD（卡非佐米、利妥昔单抗联合地塞米松）方案治疗未接受过蛋白酶体抑制剂和利妥昔单抗治疗的 WM 患者，结果显示 ORR 约为 81%，中位 PFS 为 46 个月（范围，2 ～ 63 个月）；CARD 方案的 PFS 与达到的反应深度相关。除了蛋白酶体抑制剂，环磷酰胺也可以与利妥昔单抗和地塞米松联合使用（即 CDR）。该方案的 ORR 略低，为 80% ～ 87%，中位 PFS 为 32 ～ 36 个月。虽然利妥昔单抗单药治疗的反应率仅为 30% ～ 55%，且达到治疗反应所需的时间较长，但监测、流行病学和最终结果（Surveillance Epidemiology and End Results，SEER）数据库最近的一项基于人群的研究表明，尽管有多种联合治疗方法，利妥昔单抗单药治疗在老年 WM 患者中仍最常用。回顾性研究表明，在完成上述方案之一后，可考虑利妥昔单抗维持治疗，可能延长 PFS 及 OS。

虽然上述治疗方案对 WM 患者均有效，但应根据患者的具体症状、合并症、偏好和基因组特征等，并结合回顾性和前瞻性研究的结果，选择最合适的治疗方案。最近一项回顾性研究比较了 Benda-R、BDR 和 CDR 方案，结果显示缓解率没有差异，但 CDR 方案的最佳反应时间较短、PFS 较低。在接受利妥昔单抗维持治疗的患者中，主要治疗反应率（major response，MR）更高（97% vs. 68%），PFS 从 2.8 年延长到 6.8 年，同时 OS 也有获益。该研究中 Benda-R、BDR 和 CDR 方案组的 5 年总生存率分别为 95%、96% 和 81%。

经过多年的免疫化疗方案发展，2015 年 1 月伊布替尼成为美国 FDA 批准的首个治疗 WM 的小分子药物，数据显示其治疗复发患者的总缓解率为 91%。伊布替尼是一种小分子口服布鲁顿酪氨酸激酶（Bruton’s tyrosine kinase，BTK）抑制剂，可以诱导 WM 细胞凋亡。伊布替尼在利妥昔单抗难治性疾病患者及新诊断患者中显示出良好疗效。个体患者对伊布替尼的治疗反应受到 *CXCR4* 状态和 *MYD88* 状态的影响，*CXCR4* 突变患者的总缓解率和主要缓解率均降低，*MYD88* 野生型患者的反应持续时间较短。近期的一项研究结果显示，复发 / 难治性患者接受伊布替尼治疗的 ORR 约为 90%，但 PFS 根据 *MYD88* 和 *CXCR4* 的突变状态而不同。*MYD88* 突变且 *CXCR4* 野生型患者的 PFS 尚未观察到，双突变的患者的 PFS 约为 45 个月，而 *MYD88* 和 *CXCR4* 均为野生型的患者的 PFS 仅约为 21 个月。

尽管存在多种治疗选择，但多数患者并不能达到完全缓解，而且不断有患者对标准治疗方案产生耐药性。可用的其他治疗方案包括依维莫司、免疫调节药物和核苷类似物等，但这些方案的效益 - 毒性比不太理想。对于某些选择性的难治性患者，可以考虑自体或异基因干细胞移植（stem cell transplantation，SCT）治疗，尽管这些疗法在 WM 中的作用尚不明确。最近的国际共识建议，对于已接受过烷化剂、蛋白酶体抑制剂、抗 CD20 抗体和 BTK 抑制剂治疗后仍然进展的年轻 WM 患者，应考虑自体 SCT，而异基因 SCT 的价值应在临床试验的背景下进行评估。

六、新药和正在进行中的临床试验

难治性患者需要更多的治疗选择，许多新疗法及创新的药物组合正在研发中。

由于硼替佐米治疗 WM 的成功，伊沙佐米作为一种具有较低神经毒性的蛋白酶体抑制剂，已在 WM 患者中进行了临床试验。近期的一项Ⅱ期单臂研究中，应用伊沙佐米、利妥昔单抗和地塞米松（IDR）联合方案治疗初诊的 WM 患者，其 ORR 为 96%，18 个月的 PFS 为 90%。其反应率和毒副反应与 Benda-R 方案相当。临床前研究数据也表明了伊沙佐米单药或与伊布替尼联合使用时的抗肿瘤作用，甚至在伊布替尼耐药细胞系中也同样有效。这些结果为那些接受过伊布替尼治疗后仍进展的患者提供了潜在的治疗策略。最近，另一种蛋白酶体抑制剂 oprozomib 在 WM 细胞中显示出活性，应用其治疗的一项Ⅰb/Ⅱ期临床试验也已完成招募入组；初步数据表明，即使是对其他蛋白酶体抑制剂耐药的患者，也可以观察到治疗反应。

基于利妥昔单抗在 WM 中的有效性，其他抗 CD20 单克隆抗体也正在研究中。奥法木单抗是一种新型抗 CD20 单克隆抗体，它较利妥昔单抗具有更强的补体依赖性细胞毒性（complement-dependent cytotoxicity，CDC）。近期发表的一项试验中，奥法木单抗显示出非常快速的治疗反应，一个周期和两个周期治疗后的 ORR 分别达到 51% 和 77%，中位反应时间和 PFS 分别为 78.5 天和 536 天。这种治疗方案看起来很有前景，但需要进一步研究，可能作为与其他现有或新型疗法联合治疗方案的一部分。目前，NCCN 和 IWWM 建议在利妥昔单抗不耐受的患者（约 7%）中考虑使用奥法木单抗。

尽管伊布替尼对许多患者来说是一种有效的治疗方法，但仍有必要探索伊布替尼与其他新型疗法的联合使用，有可能进一步提高 ORR。其中之一是联合乌库普卢单抗（ulocuplumab）（一种针对 CXCR4 的单克隆抗体，在体外试验中已知能抑制慢性淋巴细胞白血病细胞的存活）。已知 40% 的 WM 患者存在 *CXCR4* 突变，因此临床试验正在探索乌库普卢单抗（ulocuplumab）与伊布替尼联合治疗 *CXCR4* 突变患者（NCT03225716）。利妥昔单抗也可与伊布替尼联合使用。最近发表的数据显示，与安慰剂 + 利妥昔单抗相比，伊布替尼联合利妥昔单抗获得更好的 30 个月 PFS（82% vs. 28%）和更高的主要缓解率（72% vs. 32%），但伊布替尼组增加了患者心房颤动和高血压的发生率。

其他 BTK 抑制剂用于治疗复发 / 难治性患者的研究也在进行中。一项关于第二代不可逆 BTK 抑制剂阿卡替尼的Ⅱ期临床试验最近已完成入组招募（NCT02180724），初步数据显示其治疗初治和复发 / 难治性患者的 ORR 分别为 93% 和 94%。该药的早期研究数据也显示其出血和心房颤动的风险较低，可能是一个更安全的伊布替尼替代药物。此外，BGB-3111（泽布替尼，另一种强效、不可逆的 BTK 抑制剂），在Ⅰ期临床试验中也已显示出较好的疗效。虽然这些都是小型、Ⅰ期临床试验，但参加试验的患者表现出良好的 ORR，且持续使用泽布替尼治疗的患者提高了非常好的部分缓解率。目前正在进行研究该药物的疗效和安全性的Ⅲ期、随机对照临床试验（NCT03053440）。

WM 本质上是具有克隆性的淋巴浆细胞，因而一些在多发性骨髓瘤中具有活性的治疗方法也可能对 WM 有效。达雷妥尤单抗，一种抗 CD38 单克隆抗体，在某些 WM 细胞系中已显示出活性。CD38 是一种浆细胞受体，已知其在 WM 的浆细胞上高表达。该药物目前正在Ⅱ期临床试验中作为单药治疗复发 / 难治性 WM 患者（NCT03187262）。将来这种耐受性良好的单克隆抗体可能与其他靶向 B 细胞的疗法联合以尝试增强疗效，并可能为完全根除疾病提供机会。

已知凋亡蛋白在许多血液疾病的发展中起到重要作用。维奈克拉（一种口服的 BCL2 抑制剂），已知显著改善了慢性淋巴细胞白血病的疗效，也可能成为 WM 的一种有希望的治疗方法。最近一项针对复发 / 难治性非霍奇金淋巴瘤患者的Ⅰ期临床试验结果显示，4 例 WM 患者的 ORR 达到 100%。目前正在进行针对 WM 的进一步研究（NCT02677324），中期结果显示总体缓解率为 80%，主要缓解率为 53%，并且在复发 / 难治性患者中具有良好的耐受性。

磷脂酰肌醇 3- 激酶（phosphatidylinositol 3-kinase，PI3K）/AKT 通路在 WM 细胞的生长中同样起着重要作用。依维莫司是哺乳动物雷帕霉素靶蛋白（mammalian target of rapamycin，mTOR）抑制剂，mTOR 是一种位于 PI3K/AKT 通路下游的丝氨酸 - 苏氨酸激酶，该药已在 WM 中显示出活性，但毒性谱限制了其应用。另一项评估艾德拉尼（idelalisib）（一种新型的 PIKδ 抑制剂）疗效的Ⅱ期试验计划招募 30 例患者，但入组 5 例患者后因 3/4 级肝毒性的高发生率而被提前终止。目前正在研究针对 PI3K/AKT 通路的替代方法，以期找到可耐受、安全性良好的有效治疗药物。Umbralisib 是一种 PI3Kδ 和酪氨酸激酶 -1ε 抑制剂，已被证明在复发 / 难治性淋巴瘤中具有活性，目前单药治疗非霍奇金淋巴瘤（包括 WM）患者的Ⅱ期临床试验正在开展。

免疫治疗，如帕博利珠单抗和纳武利尤单抗，已在多种实体瘤中显示出疗效；现在正在积极评估这些药物治疗在 B 细胞淋巴瘤（包括 WM）患者中的安全性。目前正在进行多个Ⅰ期和Ⅱ期临床试验，这些试验包括单独应用帕博利珠单抗或纳武利尤单抗，或与其他药物联合使用，如来那度胺、伊布替尼、艾德拉尼（idelalisib）和阿卡替尼等（NCT03015896、NCT03498612、NCT02332980、NCT02950220、NCT02362035）。随着对宿主免疫系统激活机制的认识不断深入，批准用于弥漫大 B 细胞淋巴瘤的嵌合抗原受体 T（chimeric antigen receptor T，CAR-T）细胞疗法也在复发 / 难治性 WM 患者中进行临床研究（NCT01815749）。

七、有前景的早期阶段 / 临床前药物

除了上述正在进行的临床试验外，最近发表了多个具有前景的临床前药物研究报道。体外研究正在利用新型靶向疗法，针对 WM 中激活的特定受体、激酶或调控通路，如成纤维细胞生长因子受体 -1（fibroblast growth factor receptor-1，FGFR-1）或脾酪氨酸激酶（spleen tyrosine kinase，SYK）。最近发表的一项临床前研究数据显示，WM 细胞中存在 FGFR-1 和 FGF-2、-12、-17 和 -18 的富集。*FGFR-1* 被认为是 WM 细胞中表达上调最多的基因之一，并且已有证据证明阻断 FGF/FGFR 轴可以在分泌 IgM 的克隆细胞和骨髓来源的间充质基质细胞中显示出抗 WM 活性。这些结果提示，骨髓血管生成可能是该疾病的一个活性靶点，有待进一步开发和研究。最新发现 WM 细胞生长的另一种机制是通过 *MYD88* 突变型 WM 细胞中 SYK 的激活。体外试验表明，SYK 抑制剂 R406 作为单药已显示出细胞毒性，与伊布替尼联合使用时表现出协同作用。这些发现证实了 SYK 的作用，值得进一步研究；同时靶向 BTK 和

SYK 可能会带来显著的临床疗效。这些及其他临床前药物可能为 WM 患者提供更有效的治疗选择。

八、一线和复发患者的推荐治疗方法

需要继续研究以确定 WM 患者最合适的治疗方案，包括是否需要维持治疗或固定时限的治疗策略。目前对于新诊断患者的治疗，建议包含以利妥昔单抗为基础的方案，如 Benda-R、BDR 或 CDR，也可以考虑单药应用利妥昔单抗或伊布替尼。对于复发患者，临床试验始终是首选的治疗方式，这有助于 WM 治疗方法的探索。目前有许多新型靶向疗法正在研发中。随着研究的持续进行，有望发展基于患者和疾病的特异性特征（如 *MYD88* 和 *CXCR4* 状态）的个体化治疗，最终目标是完全根除 WM。

（张　文　邹德慧　译）

第 3 章 霍奇金淋巴瘤和其他 CD30+ 淋巴瘤的免疫治疗

Raghuveer Ranganathan and Thomas C. Shea

一、霍奇金淋巴瘤

（一）背景 / 流行病学

霍奇金淋巴瘤（Hodgkin lymphoma，HL）是一种少见的 B 淋巴细胞来源的恶性肿瘤，约占美国所有淋巴瘤的 11% 和所有新发癌症病例的 0.5%。其年发病率约为 2.6 例 /10 万人，预估 2017 年美国新发病例为 8260 例。HL 通常有两个发病年龄高峰，中位诊断年龄为 39 岁。HL 患者的同胞似乎有更高的发病风险。有趣的是，同性别兄弟姐妹患病风险是异性别兄弟姐妹的两倍。研究表明，HL 发病率在种族、社会经济地位上可能存在一定的倾向性。某些 HL 组织学亚型，如混合细胞型和淋巴细胞消减型，在社会经济地位较低的西班牙裔患者中更常见，而结节硬化型 HL 在社会经济生活水平较高的患者中更常见。

（二）组织病理学 / 发病机制

根据肿瘤细胞的组织学和表型差异，可将 HL 分为两种分型：经典型霍奇金淋巴瘤（classical Hodgkin lymphoma，cHL）和结节性淋巴细胞为主型霍奇金淋巴瘤（nodular lymphocyte-predominant Hodgkin lymphoma，NLPHL）。cHL 进一步分为四个亚型：结节硬化型、混合细胞型、富于淋巴细胞型和淋巴细胞消减型。cHL 各亚型尽管在临床表现上存在细微差异，但整体预后和治疗方法相似。另一方面，NLPHL 在免疫表型和基因组特征、临床表现、预后和治疗方面有所不同。NLPHL 通常 CD30 表达呈阴性，而 CD20 阳性，其治疗方式类似于惰性非霍奇金淋巴瘤。由于缺乏 CD30 抗原，NLPHL 不纳入本章讨论。

cHL 的病理特征是存在里德 - 斯特恩伯格（Reed-Sternberg，RS）细胞，这些细胞是多核大细胞，分布在由粒细胞、淋巴细胞、树突状细胞和单核细胞组成的致密反应性细胞的环境中。在背景细胞中 RS 细胞相当少见，通常仅占所有细胞的 1% ～ 2%，这是 cHL 的另一个特征。虽然 RS 细胞特征性表达 CD30，但它们的免疫表型不典型，常混合表达髓细胞、粒细胞、T 细胞和 B 细胞标志物。与大多数血液恶性肿瘤一样，cHL 的发病机制可能是多因素的。研究发现 RS 细胞携带克隆性的体细胞突变免疫球蛋白重链和轻链基因重排，因而认为 RS 细胞起源于成熟生发中心的 B 细胞。然而，它们普遍缺乏 B 细胞基因表达，尤其是通过特异性下调 B 细胞转录因子的表达，导致 B 细胞受体（B cell receptor，BCR）在细胞表面的表达缺失。正常情况下，BCR 表达缺失会使 B 细胞迅速凋亡，这表明前体 RS 细胞获得额外的致病通路，使其逃脱这种凋亡命运。

有趣的是，在 40% ～ 50% 的 cHL 病例中，RS 细胞存在 EBV 潜伏感染。由于 RS 细胞是克隆性感染，表明 EBV 感染可能是 cHL 形成的早期且关键的步骤。RS 细胞表达 EBV 编码的抗原 EBNA1、LMP1 和 LMP2a，这些抗原的免疫原性较弱，但可能通过模拟 CD40 受体和 BCR 刺激性信号转导而提高 RS 细胞的生存。RS 细胞还可出现基因组中特定基因的上调，导致转录因子 NF-κB 和 JAK/STAT 通路的失调。而负向调节这些通路的基因，如 *TNFAIP3* 和 *SOCS1* 通常出现突变或失活，从而进一步促进肿瘤细胞的增殖和生存。

cHL 还可选择性招募帮助其生存的细胞来组成肿瘤微环境，这些细胞通过细胞间相互作用或抑制抗肿瘤免疫支持 cHL 的存活，这种抑制抗肿瘤免疫也是许多实体瘤的发生中存在的机制。RS 细胞可产生招募调节性 T 细胞（regulatory T cells，Tregs）和辅助 T 细胞 2（helper T cells，Th2）的趋化因子，如 MDC/CCL122、IL-10 和 TARC/CCL17；这些趋化因子抑制并削弱了少数能够进入肿瘤部位的细胞毒性 T 淋巴细胞的活性。RS 细胞还由于染色体 9p24 的上调而过度表达 PD-L1，进一步抑制抗肿瘤活性。cHL 的这些生物学特性可导致肿瘤细胞对检查点抑制剂（如纳武利尤单抗和帕博利珠单抗）治疗敏感，这部分将在本章治疗部分进一步讨论。

（三）临床表现

大多数 cHL 患者表现为横膈以上无痛性淋巴结肿大，常见于颈部、腋窝、锁骨上和纵隔区域。横膈以下区域淋巴结肿大、骨髓浸润导致的血细胞减少、脾浸润及结外受侵则较为少见。约 35% 的病例出现“B”症状，表现为发热 / 寒战、夜间盗汗和在过去 6 个月内非自愿的体重减轻超过 10%。其他系统性症状包括食欲缺乏、疲乏、气短、持续咳嗽、全身瘙痒（常严重且先于淋巴结肿大出现）及饮酒后疼痛。这些症状通常更常见于脾、肝、骨髓、肺部或多个结外区域受侵的患者。

（四）分期、检查和诊断

初步检查包括全面的体格检查和详细的症状病史采集。体格检查的重点是明确颈部、锁骨上、腋窝、腹股沟和腘窝等部位是否有可触及的肿大淋巴结。是否有肝或脾大也是检查的重点之一。常规的实验室检查包括全血细胞计数和分类、基础代谢检测、肝功能检查、红细胞沉降率（erythrocyte sedimentation rate，ESR）、乳酸脱氢酶及 HIV 和乙型肝炎病毒的检测。还可以进行葡萄糖 -6- 磷酸脱氢酶（glucose-6-phosphate dehydrogenase，G6PD）和肿瘤溶解综合征（tumor lysis syndrome，TLS）的检测，但通常 cHL 不伴有 TLS。PET-CT 因在评估淋巴结和非淋巴结部位的受累时比 CT 扫描更为准确，已成为 cHL 的标准影像学检查方法，并取代了骨髓活检来评估骨髓的受累情况。对患者的疾病分期采用改良的 Ann Arbor 分期系统来进行评估。

由于细针穿刺和空心针穿刺活检通常无法提供足够的组织样本进行准确诊断，因此明确诊断有赖于切除完整的淋巴结活检病理检查。cHL 的 RS 细胞的主要免疫表型为 CD15+、CD30+、MUM1+、CD19－和 CD45－。CD20 在某些 RS 细胞中可能呈弱阳性，但一般认为在 cHL 中呈阴性表达。

其他与治疗相关的检查包括超声心动图检查，以评估患者在接受蒽环类药物治疗前的心脏射血分数。博来霉素治疗前需要进行肺功能检测，测量患者的肺一氧化碳弥散量（diffusion capacity of the lung for carbon monoxide，DLCO）。生育力保存也是通常会与患者讨论的问题，但大多数接受标准一线治疗的患者都能恢复生育能力。

（五）预后

一般将 cHL 患者分为三个主要预后风险组：早期预后良好组（Ⅰ～Ⅱ期，无任何危险因素）、早期预后不良组（Ⅰ～Ⅱ期，有任何一个危险因素）和进展期。早期疾病的预后风险因素包括 ESR 升高、累及＞ 3 个淋巴结区域、B 症状和结外受累。NCCN 进一步将早期预后不良组划分为有大肿块组和无大肿块组。国际预后评分确定了几个可预测进展期患者无进展（freedom from progression，FFP）和 OS 的预后因素。这些特征包括年龄＞ 45 岁、白蛋白＜ 4g/dL、血红蛋白＜ 10.5g/dL、男性、Ⅳ期病变、白细胞计数＞ 15 000/μL 和淋巴细胞计数＜ 600/μL。cHL 患者累计的风险特征越多，预后越差。

中期 PET-CT（interim PET-CT，iPET-CT）是预测患者总体病程和 PFS 的关键因素，研究表明它的预测能力优于患者的 IPS 评分。无论疾病分期、IPS 评分或风险组分层如何，ABVD 化疗 2 个周期后 iPET 阴性预示患者的 PFS 明显好于 iPET 阳性的患者。

（六）治疗

早期 HL 患者的治疗原则与进展期患者有所不同。自 20 世纪 70 年代初以来，美国的联合化疗方案并未发生重大变化，ABVD（包括多柔比星、博来霉素、长春花碱和达卡巴嗪）仍然是 HL 患者最常用的方案。德国霍奇金淋巴瘤研究小组设计了一种不同的、更为强烈的治疗方案，称为 BEACOPP，包括博来霉素、依托泊苷、多柔比星、环磷酰胺、长春新碱、丙卡巴嗪和泼尼松，并且有标准方案和强化方案。BEACOPP 的毒性较 ABVD 更大，65 岁以上患者通常不采用该方案。此外，BEACOPP 还增加了罹患骨髓增生异常综合征（myelodysplastic syndrome，MDS）/ 急性髓系白血病（acute myeloid leukemia，AML）的风险和治疗相关死亡率，且不孕不育发生率更高。

HL 的治疗可能会导致乳腺、肺和胃肠道的第二恶性肿瘤的发生，这通常与放射治疗相关。此外，接受纵隔或颈部 X 射线治疗后，患者还可能出现心血管风险，如心脏舒张功能异常、心肌梗死及脑血管风险。但是，经过不断优化治疗方案以降低长期毒性后，HL 患者尤其是早期 HL 患者的长期生存率已逐步提高。NCCN 主张采用基于风险分层的治疗方法，将早期 HL 分为三类：早期预后良好组、早期预后不良非大肿块组、早期预后不良大肿块组。对于早期预后良好组，标准治疗方案是 ABVD 化疗 2 个周期，随后进行 20Gy 的受累野放疗（involved site radiotherapy，ISRT），或在有纵隔病变的情况下仅进行 4 个周期的 ABVD 化疗，以减少 X 射线治疗的暴露。早期预后不良非大肿块组可采用 ABVD 化疗 4 个周期联合 30Gy 的 ISRT 治疗，或是在有纵隔病变时仅进行 6 个周期的 ABVD 化疗。早期预后不良大肿块组的治疗方法类似，但这些患者通常被当作进展期病变来治疗。

对于进展期 cHL（Ⅲ～Ⅳ期）主要采用 ABVD 化疗方案治疗，在第 2 个周期后进行 iPET-CT 检查以决定是否调整或加强后续治疗。已有研究对比了进展期 HL 患者中 ABVD 与 BEACOPP 的治疗效果，结果显示，虽然 BEACOPP 在 FFP 上优于 ABVD，但代价是更高的血液学和非血液学毒性，以及较高的罹患 MDS/AML 和不孕不育的风险，且 65 岁以上患者难以耐受该方案。更重要的是，两组在 OS 上没有差异。虽然一线采用 ABVD 治疗复发 / 难治性患者的比例略高于 BEACOPP，但后续挽救治疗消除了两组在 FFP 和 OS 方面的差异。对进展期高风险 cHL 患者（IPS 评分为 3 分或以上）的亚组分析显示，使用 ABVD 和 BEACOPP 治疗方案的患者，两组的无事件生存期（event free survival，EFS）和 OS 相似。因此，在美国，进展期 HL 患者的标准治疗仍为 6 个周期的 ABVD。近年来，PET-CT 指导下治疗重新定义了进展期 cHL 的治疗策略。如果在 ABVD 治疗 2 个周期后 iPET-CT 呈阴性（定义为 Deauville 评分 1 ～ 3 分），则可以停止使用博来霉素，剩余的 4 个周期仅使用 AVD 方案。这种治疗方法得到了 NCCN 指南的推荐，能够减少博来霉素引起的潜在肺毒性。对于 iPET 阳性的患者，可以考虑从 ABVD 调整到增强的 BEACOPP（eBEACOPP），但这种策略尚未进行随机试验评估。

约 15% 的 HL 患者在初始治疗中表现为原发 / 难治性，另有 15% ～ 25% 的患者在初次完全缓解后复发。对于这些患者，标准治疗是高剂量的挽救化疗，随后进行自体干细胞移植（autologous stem cell transplant，ASCT）。常见的挽救化疗方案包括异环磷酰胺和依托泊苷联合卡铂（ICE）、地塞米松与阿糖胞苷联合顺铂（DHAP）或含吉西他滨的化疗方案（GDP、GVD、BeGEV）。相对于未进行 ASCT 巩固的挽救化疗患者，接受 ASCT 的患者无病生存期更长。移植前的 PET-CT 对 ASCT 的预后有很好的预测价值，移植前 PET-CT 阴性的患者其 EFS 显著优于移植前 PET 阳性的患者。如果患者 ASCT 失败，可以考虑异基因干细胞移植作为三线治疗选择。

二、间变性大细胞淋巴瘤和其他表达 CD30 的淋巴瘤

间变性大细胞淋巴瘤是一种罕见的 NHL，占所有 NHL 的 3%，属于外周 T 细胞淋巴瘤中的一种亚型。ALCL 有 4 种主要类型：ALK 基因重排阳性的原发性系统性 ALCL、ALK 阴性的原发性系统性 ALCL、原发性皮肤型 ALCL 及与乳房植入物相关 ALCL。系统性 ALCL 的预后通常比皮肤型或乳房植入物相关 ALCL 的差。系统性 ALCL 具有与 cHL 类似的双峰分布的发病年龄，但在儿童和青少年中更为常见。系统性 ALCL 通常具有侵袭性临床表现，伴随快速进展的淋巴结肿大和全身性 B 症状（如发热、体重减轻、盗汗）。ALCL 的病理特点是 CD30 的强阳性表达，且不表达 B 细胞抗原，大多数病例表达 1 种或多种 T 细胞相关抗原（如 CD3、CD43、CD45RO）。与 HL 不同的是，ALCL 通常不表达 CD15。系统性 ALCL 的分期和诊断与其他侵袭性淋巴瘤类似，需要通过血液学检查、PET-CT 和切除活检明确诊断。原发性系统性 ALK 阳性 ALCL 患者的预后优于 ALK 阴性患者。其他影响预后的因素包括诊断时的年龄、β2 微球蛋白水平以及国际预后指数（international prognostic index，IPI）评分。治疗通常为 6 个周期的包含蒽环类药物的化疗方案，如 CHOP、CHOEP 或 ACBVP。60 岁以上患者主要接受 CHOP 治疗，60 岁以下患者则接受更为积极的治疗方案。

除了 HL 和 ALCL 之外，其他淋巴瘤类型也可能表达 CD30。DLBCL 有 20% ～ 25% 的病例表达 CD30，而 T 细胞和 NK/T 细胞淋巴瘤则有约 60% 的病例表达 CD30。

三、维布妥昔单抗

维布妥昔单抗是一种靶向 CD30 的抗体药物偶联物，将抗 CD30 单克隆抗体与抗微管剂单甲基奥瑞他汀 E（monomethyl auristatin E，MMAE）结合起来。早期研究使用裸 CD30 抗体的效果很一般，因而促成了 CD30 单抗与 MMAE 的偶联。在第一个使用 BV 的 Ⅰ 期试验中，45 例复发 / 难治性 CD30+ 淋巴瘤患者接受了不同剂量的药物治疗，以确定最大耐受剂量（maximum tolerated dose，MTD），最终确定为 1.8mg/kg 静脉注射。在接受 1.8 mg/kg 剂量的 12 例患者中，有 6 例（50%）获得了客观缓解，其中 4 例完全缓解（complete responses，CR。译者注：原文中，“CR”也表示“完全缓解率”），2 例部分缓解（partial responses，PR）。在 42 例可评估的患者中，有 36 例（86%）的肿瘤出现明显消退。最常见的不良事件包括疲乏、发热、腹

泻、恶心和中性粒细胞减少。基于这些结果，研究人员进行了关键性Ⅱ期试验，招募了 102 例在 ASCT 后复发 / 难治的 HL 患者，接受每 3 周 1 次 1.8mg/kg 的 BV 静脉注射，共 16 个周期。ORR 为 75%，其中 34% 的患者获得了 CR。在获得客观缓解的患者中，中位持续缓解时间为 6.7 个月；而达到 CR 的患者中位持续时间为 20.5 个月。所有患者的中位 PFS 和 OS 分别为 9.3 个月和 40.5 个月，而达到 CR 的患者的中位 PFS 和 OS 分别为 21.7 个月和未达到。在长期随访中，34 例最初达到 CR 的患者中有 13 例（38%）仍然保持完全缓解。Ⅲ期 AETHERA 试验纳入了 329 例具有高危特征的复发 / 难治性 HL 患者（定义为对一线治疗耐药、在一线治疗后 12 个月内复发，或在 12 个月后伴有结外病灶的复发），这些患者在接受 ASCT 后随机接受安慰剂或最多 16 个周期的 BV，以评估 BV 作为巩固治疗是否能够改善 PFS。结果显示 BV 组的中位 PFS 为 42.9 个月，而安慰剂组为 24.1 个月。因此，BV 获批用于治疗既往接受过至少两种化疗或接受 ASCT 失败的 HL 患者，以及作为具有高风险特征的 HL 患者的巩固治疗。

一项多中心、单臂、Ⅰ～Ⅱ期试验研究了 BV 与苯达莫司汀的联合应用，旨在评估该联合方案是否可以作为复发 / 难治性 HL 和 ALCL 患者进行 ASCT 前的挽救方案。总体上，Ⅰ期和Ⅱ期临床研究的患者中有 32% 获得了 CR。最严重的不良反应是在Ⅱ期中有 14% 的患者出现 3 级肺部感染，Ⅰ期和Ⅱ期中有 25% 的患者出现 3～4 级中性粒细胞减少症，但未出现与治疗相关的死亡。另一项Ⅰ～Ⅱ期研究同样探索了在 ASCT 前使用 BV 联合苯达莫司汀的挽救治疗方案的疗效，结果显示，在 55 例可评估的患者中，ORR 为 92.5%，CR 为 73.6%。基于这两项临床试验结果，BV 与苯达莫司汀的组合似乎可作为标准挽救化疗方案的有效替代方案之一。

研究人员已对 BV 作为 HL 一线治疗的疗效进行了评估。在一项早期Ⅰ期研究中，BV 联合标准的 ABVD 对比 BV 联合 AVD 方案，结果发现 BV 联合 ABVD 治疗的患者中出现了非常高的肺毒性发生率，在 BV 与 AVD 组合中则没有观察到类似的情况，因此后续研究聚焦于 BV 和 AVD 的联合治疗的探索。在一项Ⅲ期随机试验 ECHELON-1 中，评估了 BV 联合 AVD 对比 ABVD 方案一线治疗在Ⅲ / Ⅳ期 cHL 患者的疗效。结果显示，BV 联合 AVD 组的疗效与 ABVD 组相似，而与 ABVD 组相比，BV 联合 AVD 组在降低病情进展、死亡和需要额外抗肿瘤治疗的风险方面更胜一筹。然而，在 BV 联合 AVD 治疗组中，有相当一部分患者（67%）出现了周围神经病变，其中 31% 的患者出现了 2 级或以上的神经病变。虽然据报道神经病变在很大程度上是可逆的，但需要更长时间的随访数据来全面解答这一问题。ABVD 治疗组患者的死亡率和住院率也存在差异，因为它们高于 ABVD 治疗的历史比率。由于这些问题，笔者认为在霍奇金淋巴瘤的一线治疗中，BV 联合 AVD 不应取代 ABVD。不过，对于那些因合并肺部疾病或肺功能检查异常而无法使用博来霉素的患者，BV 联合 AVD 仍然是一个很好的治疗选择。

近期一项Ⅰ期研究探索了将 BV 联合环磷酰胺、多柔比星和泼尼松（BV-CHP）方案作为 CD30+ 外周 T 细胞淋巴瘤患者的一线治疗，随后进行最多 10 个周期的巩固性 BV 单药维持治疗。该研究共入组 26 例患者，其中 19 例为系统性 ALCL。所有患者均获得了客观缓解，其中 92% 达到 CR，患者均未接受造血干细胞移植巩固治疗。随访 60 个月后，中位 PFS 和 OS 尚未达到，预期 5 年 PFS 和 OS 分别为 52% 和 80%。观察到的主要不良反应是周围神经病变，但后续 95% 的患者症状缓解或改善。基于这些结果，一项针对 CD30 阳性外周 T 细胞淋巴瘤的Ⅲ期试验对比了 BV-CHP 和 CHOP 方案的疗效。该研究将 226 例患者随机分配到两种方案中，结果显示 BV-CHP 组的 PFS（中位 48.2 个月 vs. 20.8 个月；P=0.011）和 OS（两组中位数均未达到，但 BV-CHP 组死亡风险减少 34%；P=0.024 4）优于 CHOP。基于这些结果，BV-CHP 于 2018 年获得 FDA 批准用于 CD30+ 外周 T 细胞淋巴瘤的一线治疗。

四、靶向 CD30 的嵌合抗原受体 T 细胞治疗

嵌合抗原受体 T（chimeric antigen receptor T，CAR-T）细胞是一种过继性细胞免疫疗法，通过对患者自身的 T 细胞进行基因改造，使其识别特定的肿瘤相关抗原并杀死瘤细胞。嵌合抗原受体（chimeric antigen receptor，CAR）本身是一个蛋白质结构，由源自单克隆抗体的单链可变片段（single-chain variable fragment，scFv）通过铰链和跨膜区域与含有激活和共刺激结构域的胞内部分融合在一起组成。大多数 CAR 的胞内结构域由源自 TCR 的 CD3ζ 激活亚基以及来自 T 细胞共刺激受体的共刺激 CD28 或 41BB 结构域组成。最初的 CAR-T 细胞（第一代 CAR-T）仅包含 CD3ζ 结构域。这些第一代 CAR-T 在早期临床试验中疗效不佳，主要是因为它们在体内的持久性不足，考虑其原因是缺乏共刺激信号。在生理情况下，如果正常 T 细胞遇到 TCR 识别的抗原但没有来自 CD80 或 CD86 的共刺激信号，T 细胞就会进入无反应状态，停止增殖。由于这些临床结果，第二代及其后续的 CAR-T 细胞疗法在 CD3ζ 链的基础上引入了共刺激胞内结构域，这显著增强了其在体内的增殖能力和持续性，并提高了临床疗效（图 3.1）。

编码完整 CAR 结构的基因通常在体外通过复制缺陷型逆转录病毒或慢病毒载体转导到患者自体的 T 细胞中，在此过程中，CAR 基因被整合到 T 细胞的基因组中。这些转导 CAR 基因的 CAR-T 细胞在体外培养和扩增 2 ～ 4 周后，再重新注入到患者体内。在回输之前，患者会接受清除淋巴细胞的预处理化疗，以减少抑制性调节性 T 细胞的存在，并减少其他竞争性的细胞因子。总体而言，CAR-T 细胞结合了单克隆抗体的抗原结合能力和 T 细胞的杀伤肿瘤功能以及自我更新特性。与普通 T 细胞相比，CAR-T 细胞的一个主要优势是能够独立于主要组织相容性复合体（major histocompatibility complex，MHC）识别和杀伤肿瘤细胞，而 MHC 在肿瘤细胞中通常会下调或出现缺陷。相比于异基因干细胞移植，CAR-T 细胞的另一个优势是它们是完全的自体免疫疗法，从而大大降低了移植物抗宿主病的风险（图 3.2）。

CAR-T 的临床经验主要来自针对 ALL 或 B 细胞 NHL 中的靶向 CD19 CAR-T 疗法，因为 CD19 具有在 B 细胞中表达而不在其他正常人体组织中表达的特性，是个较理想的治疗靶点。由于 CD30 在 HL、ALCL、某些 DLBCL 亚型、T 细胞和 NK/T 细胞淋巴瘤中普遍表达，靶向 CD30 的 CAR-T 疗法已成为一种潜在的治疗方式。上述维布妥昔单抗的成功也进一步增加了以 CD30 为靶点的 CAR-T 免疫疗法的可行性。在临床前研究中，通过转导使 EBV 特异性细胞毒性淋巴细胞（EBV-specific cytotoxic lymphocytes，EBV-CTLs）同时表达靶向 CD30 的 CAR（CD30-targeting CAR，CD30 CAR），在异种移植小鼠模型中，这些细胞通过其天然 TCR 杀伤自体 EBV 阳性 cHL 细胞，并通过 CD30 CAR 清除了 EBV 阴性 /CD30 阳性的 HL 细胞，展现出了较好的疗效。

依据上述令人鼓舞的结果，随后开展了一项 Ⅰ 期剂量递增研究。在这项研究中，7 例复发 / 难治性 cHL 患者和 2 例复发 / 难治性 ALCL 患者接受了包含 CD28 共刺激结构域的自体 CD30 CAR-T 细胞的输注。其中 6 例 cHL 患者和 1 例 ALCL 患者在 CD30 CAR 试验前接受过 BV 治疗。研究共设计了 3 个剂量水平，从 0.2×10^8 到 2×10^8 CD30 CAR-T 细胞 /m^2。利用基

因组定量 PCR（quantitative PCR，qPCR）检测输注后 CD30 CAR-T 细胞的持久性，结果显示 CD30 CAR-T 细胞在输注后 1 周达到峰值，在接下来的 4 ～ 5 周缓慢下降。6 例患者在 6 个月后仍检测到 CD30 CAR-T 细胞。在 7 例复发 / 难治性 cHL 患者中，2 例患者持续 CR 超过 2 年，其中 1 例患者在 2.5 年后仍维持 CR。其他 3 例患者获得短暂的疾病稳定（stable disease，SD），至少持续了 6 周。在 2 例复发 / 难治性 ALCL 患者中，1 例患者在接受 4 次 CD30 CAR-T 细胞输注后 CR 持续了 9 个月。未报道包括细胞因子释放综合征在内的任何与 CAR-T 细胞相关的毒性。值得注意的是，所有患者均未接受清除淋巴细胞化疗，这可能是导致总体不良事件较少及总体反应率较低的原因。

另一项 I 期试验共招募了 18 例复发 / 难治性患者，其中 17 例为 cHL 患者，1 例为皮肤 ALCL 患者，包含 5 例既往对 BV 治疗耐药的患者。患者接受了含有 41BB 共刺激结构域的 CD30 CAR-T 细胞治疗，计划总剂量（1 ～ 3）$\times 10^7$ CAR-T/kg。这些患者接受了 3 种不同的预处理化疗方案之一，包括氟达拉滨联合环磷酰胺、吉西他滨和美法仑联合环磷酰胺或白蛋白结合型紫杉醇联合环磷酰胺。使用基因组 qPCR 检测 CD30 CAR-T 细胞的持久性，结果显示

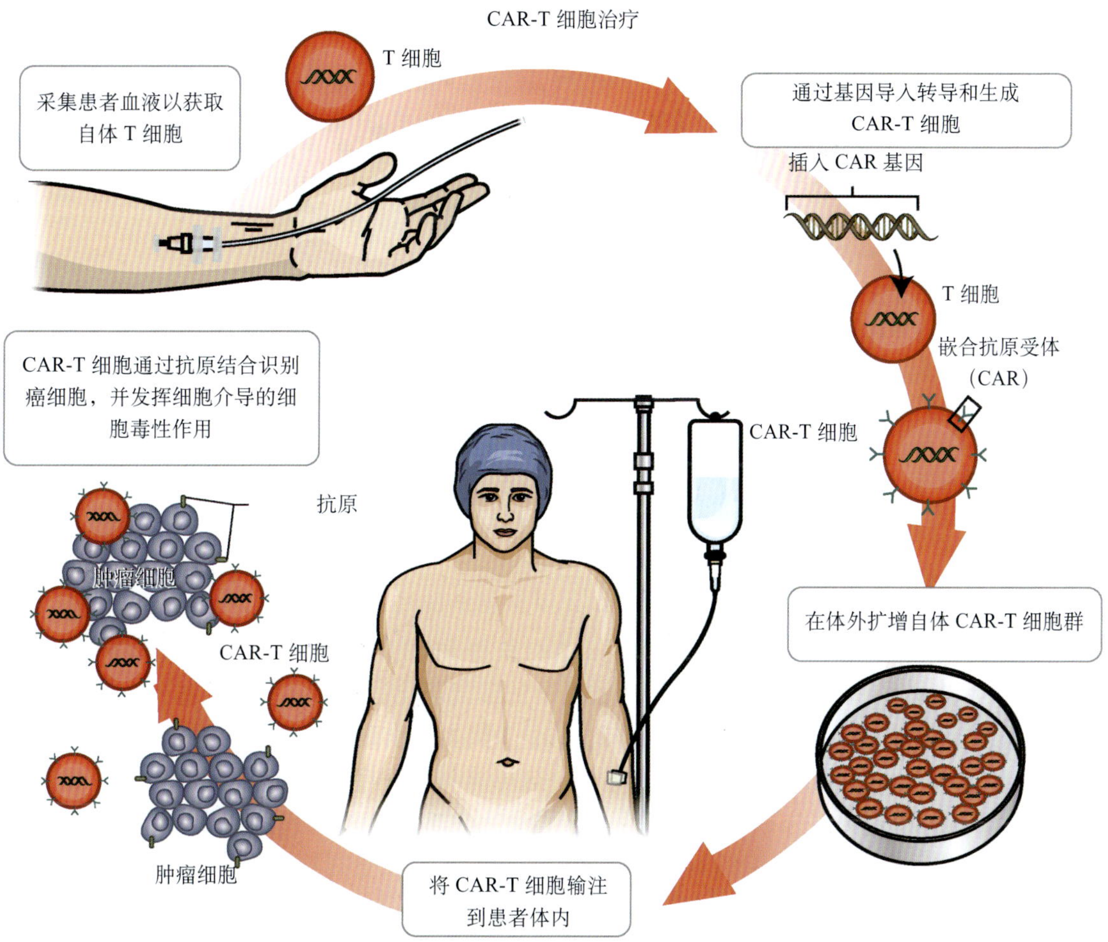

图 3.1　CAR-T 细胞的生产。嵌合抗原受体 T 细胞（CAR-T 细胞）生产和临床应用于患者的一般流程。从采集患者血液到将 CAR-T 细胞成品重新输入患者体内，一般需要 2 ～ 4 周时间

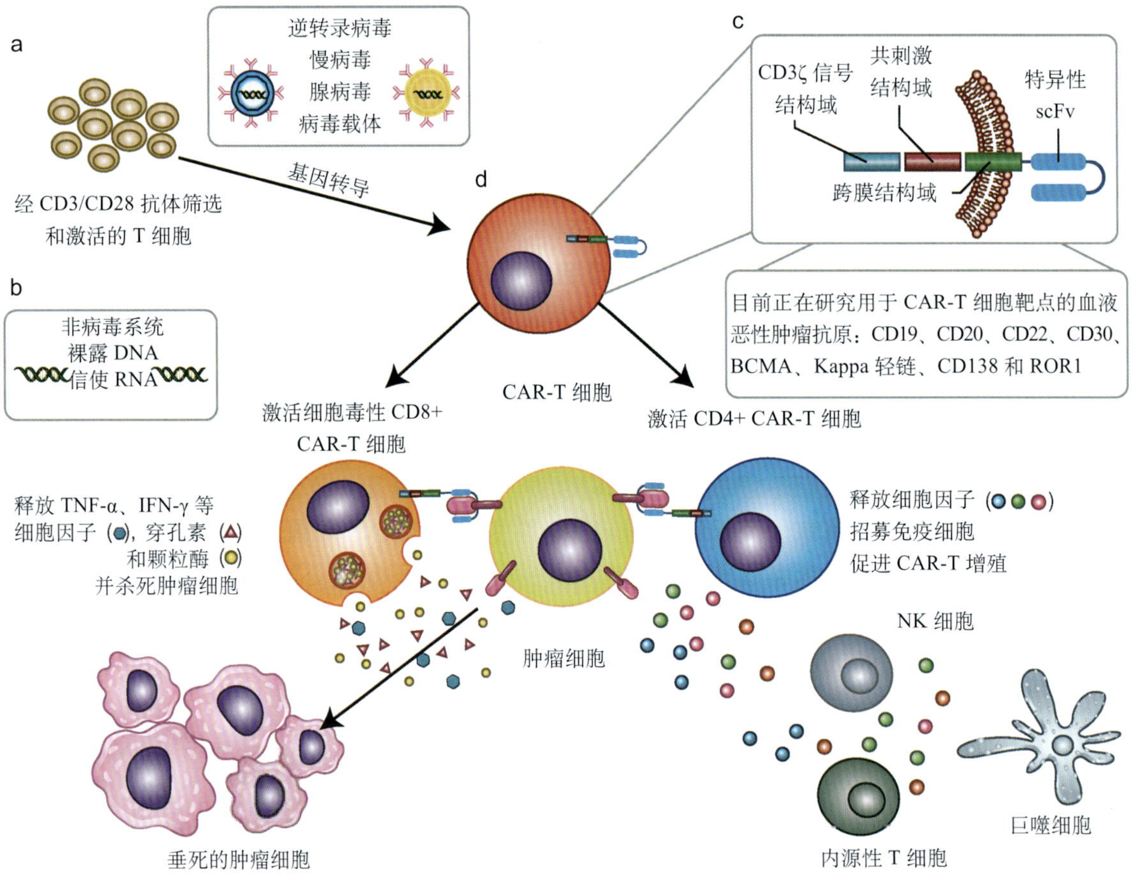

图 3.2 CAR-T 细胞工程。CAR-T 细胞生成的分子图谱。（a）在培养过程中，首先用 CD3/CD28 抗体激活从患者血液中分离出来的 T 细胞。（b）随后将含有构建 CAR 基因通过病毒载体转导到 T 细胞中，通常使用慢病毒或逆转录病毒。偶尔也会使用转座子或 mRNA 电穿孔等非病毒载体。（c）在转入构建 CAR 基因后，T 细胞就能在细胞表面表达 CAR 基因。CAR 基因包含一个源自单克隆抗体的胞外抗原结合 scFv 片段，然后通过跨膜结构域与胞内信号结构域连接。第二代和更现代的 CAR-T 细胞迭代除了 CD3ζ 信号域外，还含有至少一个共刺激结构域。（d）CD4 和 CD8 CAR-T 细胞的混合物通过分子重塑工程产生，每种细胞都直接或间接地参与肿瘤细胞毒性作用

CAR-T 细胞在输注后 6 ～ 9 天达到峰值，在 4 ～ 8 周后降至微量水平。共有 7 例患者达到了 PR，6 例患者获得 SD，中位 PFS 为 6 个月。2 例获得 PR 的患者接受了第 2 次 CD30 CAR-T 细胞的输注，并在 12 个月后仍维持 PR。3 种不同的预处理化疗方案之间未检测到统计学差异，但所有 3 种方案均导致不同程度的血细胞减少症。1 例患者出现了 3 级肝毒性，表现为氨基转移酶的异常。另一例患者出现了 4 级心脏毒性，这可能与既往接受蒽环类药物高累积剂量治疗有关。最常见的 CAR-T 相关不良事件包括恶心和呕吐（28%）、荨麻疹样皮疹（11%），其次是呼吸困难、精神障碍和肺炎（均约 6%）。这些不良事件主要发生在输注后 1 ～ 3 周。此外，还检测了多种细胞因子的水平，如 TNF-α、IL-2、IL-4、IL-6 和 IL-12。尽管 CAR-T 细胞输注后 1 周 TNF-α 和 IL-12 显著增加，但这与观察到的临床反应并无相关性。而其他细胞因子水平变化不大。

目前有几项针对 CD30 CAR-T 细胞的临床试验正在进行，以进一步明确其疗效（表 3.1）。尽管从目前公布的结果来看尚未达到最佳效果，但它们为治疗复发 / 难治性 CD30+ 疾病提供了潜在的治愈希望。临床前研究也积极探索如何增强 CD30 CAR-T 细胞的疗效，结果也显示出不错的前景。由于近 40% 的 HL 患者的 RS 肿瘤细胞表达 EBV 相关抗原，之前提到的将 EBV-CTLs 改造为同时表达 CD30 CAR 和天然 EBV 抗原靶向 TCR 的方法，可能是改善 cHL 治疗的一种策略。同一研究小组还探索了改进 CD30 CAR-T 细胞归巢机制的创新方法。已报道 RS 细胞会产生趋化因子 CCL17（也称为胸腺和激活调节趋化因子或 TARC）和 CCL22（也称为巨噬细胞衍生趋化因子或 MDC）。CCL17 和 CCL22 通过与其趋化因子受体 CCR4 结合，吸引 Th2 细胞和 Tregs，这些细胞有助于在 RS 细胞周围形成免疫抑制的肿瘤微环境。相反，细胞毒性 CD8+ 效应细胞缺乏 CCR4，导致趋化因子受体不匹配，无法在 CCL17/CCL22 表达环境中迁移。肿瘤细胞周围毒性 CD8+ 效应细胞的缺乏导致了对 HL 的炎症免疫反应受阻。临床前实验还探索了重新工程化 CD30 CAR-T 细胞的方法，使其强制表达 CCR4。这些改造后的 CCR4-CD30 CAR-T 细胞在移植了人源 HL 的小鼠体内显示出增强的肿瘤部位迁移能力和肿瘤细胞杀伤毒性。结合这些机制，并探索肿瘤细胞生物学发展过程，有望提升和改善 CD30 CAR-T 细胞的疗效。

表 3.1 正在进行的 CD30 CAR 试验。美国和其他国际上正在进行的 CD30 靶向 CAR-T 细胞疗法临床试验列表

临床研究标识号	研究名称	研究中包含的淋巴瘤亚型	机构 / 地点
NCT03049449	表达全人源抗 CD30 CAR T 细胞用于治疗表达 CD30 的淋巴瘤	CD30+ HL、ALCL 和 NHL	美国马里兰州贝塞斯达国家癌症研究所
NCT02917083	CD30 CAR-T 细胞，复发的表达 CD30 的淋巴瘤（RELY-30）	CD30+ HL、ALCL 和 NHL	美国得克萨斯州休斯敦贝勒医学院、休斯敦卫理公会医院、得克萨斯儿童医院
NCT02274584	靶向 CD30 阳性淋巴瘤的 CAR-T 细胞（4SCAR30273）	CD30+ HL、ALCL 和 NHL	美国盖恩斯维尔佛罗里达大学；北京大学肿瘤医院（中国北京）
NCT02690545	针对复发 / 难治性 CD30+ HL 和 CD30+ NHL 的 CD30 CAR-T 细胞疗法研究	CD30+ HL、ALCL 和 NHL	美国北卡罗来纳大学教堂山分校林伯格综合癌症中心
NCT02663297	应用 T 淋巴细胞预防高剂量治疗和自体干细胞移植后 CD30+ 淋巴瘤的复发	CD30+ HL、CD30+ NHL 或 CD30+ 淋巴细胞增生性疾病	美国北卡罗来纳大学教堂山分校林伯格综合癌症中心
NCT02958410	靶向 CD30 的 CAR-T 细胞在淋巴恶性肿瘤中的应用研究	CD30+ HL、ALCL 和 NHL	第三军医大学附属西南医院（中国重庆）
NCT02259556	复发 / 难治性 CD30 阳性淋巴瘤患者的 CD30 导向 CAR-T 细胞（CART30）疗法	CD30+ HL、ALCL 和 NHL	中国人民解放军总医院（中国北京）
NCT03383965	靶向 CD30 的 CAR-T 治疗对表达 CD30 的淋巴瘤的临床研究	CD30+ HL、ALCL 和 NHL	潍坊市人民医院（中国山东省潍坊市）

五、PD-1 检查点抑制剂

程序性细胞死亡蛋白 1（programmed cell death protein 1，PD-1）是一种在激活的 T 细胞表面表达的抑制性受体。它有两个配体，程序性细胞死亡配体 1（programmed cell death ligand 1，PD-L1）和 PD-L2，这两种配体通常在一些实体瘤和血液恶性肿瘤中过度表达。PD-L1 和 PD-L2 的基因位于染色体的 9p24.1 位点。研究显示 cHL 中的 RS 细胞在 PD-1/PD-L1 通路中存在异常，表现为 9p24.1 的基因拷贝数增加，这与 RS 细胞中 PD-L1/L2 的表达量增加相关。此外，9p24.1 位点还包含 *JAK2* 基因，研究表明激活的 *JAK2* 也会导致 PD-L1/L2 表达增加。此外，淋巴瘤组织中的肿瘤相关巨噬细胞也可以上调肿瘤细胞 PD-L1 表达，协同增加肿瘤微环境中的免疫抑制作用。目前已经开始使用的 PD-1 检查点抑制剂主要包括帕博利珠单抗和纳武利尤单抗，它们都是抗 PD-1、人源化 IgG4、PD-1 阻断抗体，已获得 FDA 批准用于治疗黑色素瘤和非小细胞肺癌等实体恶性肿瘤。

一项针对复发 / 难治性 cHL 患者的 Ⅰ 期研究首次评估了纳武利尤单抗的疗效。23 例患者的 ORR 为 87%，CR 率为 17%。随后进行的一项单臂 Ⅱ 期临床试验，纳入了 80 例既往接受过 ASCT 和 BV 治疗失败的患者，中位随访时间为 8.9 个月，结果显示 ORR 为 66%，CR 为 8.8%，6 个月的 PFS 和 OS 分别为 77% 和 99%，预计中位反应持续时间为 7.8 个月。

帕博利珠单抗在 cHL 的研究中显示出与纳武利尤单抗相似的疗效。一项纳入 210 例复发 / 难治性 cHL 患者的 Ⅱ 期试验显示，ORR 和 CR 分别为 69% 和 22.4%。亚组分析显示，既往接受 ASCT 和 BV 治疗后复发的患者的 ORR 为 74%，CR 为 22%。未接受 ASCT 但接受过 BV 治疗的患者的 ORR 和 CR 分别为 64% 和 25%。接受过 ASCT 但未接受 BV 的患者的 ORR 和 CR 分别为 70% 和 20%。预计 9 个月 PFS 和 OS 分别为 63% 和 98%。

基于上述令人鼓舞的结果，目前正在开展进一步的临床试验，以明确这些免疫检查点抑制剂的疗效。其中一项正在进行的 Ⅲ 期试验正在探索纳武利尤单抗联合 BV 对比 BV 单药治疗 ASCT 后或不符合移植条件的复发 / 难治性患者的疗效（NCT03138499）。另一项正在进行中的 Ⅲ 期研究探索了复发 / 难治性 cHL 患者中帕博利珠单抗对比 BV 单药的疗效（NCT02684292）。目前，纳武利尤单抗或帕博利珠单抗等检查点抑制疗法已获 FDA 批准用于复发 / 难治性 cHL 患者。尤其是对于 ASCT 和（或）BV 治疗失败的患者，PD-1 检查点抑制剂是一种可行的替代治疗方法（图 3.3）。

六、总结

cHL 和 ALCL 通常预后良好，一线治疗治愈率高。ASCT 的挽救性化疗为少数复发 / 难治性患者提供了额外的、高治愈机会。然而，对于多次复发 / 难治性患者的治疗方法仍然非常有限，现有的治疗方案只能在短期内控制病情，复发不可避免。随着以 CD30 为靶点的新型生物和细胞免疫疗法（如 BV 和 CAR-T）的出现，这些疾病的治疗手段日益增加。目前这些新药的临床试验已显示出广阔的临床应用前景，维布妥昔单抗已被批准用于患者的一线和二线治疗。CD30 靶向免疫疗法的适应证也已从 cHL 和 ALCL 扩展到 CD30 阳性的其他 NHL 亚型。对于如此众多的复发 / 难治性淋巴瘤患者而言，基于 CD30 的靶向免疫疗法具有广阔的临床应用前景和切实的长期疗效，将为这些患者提供出色的疾病控制和潜在的治愈希望。

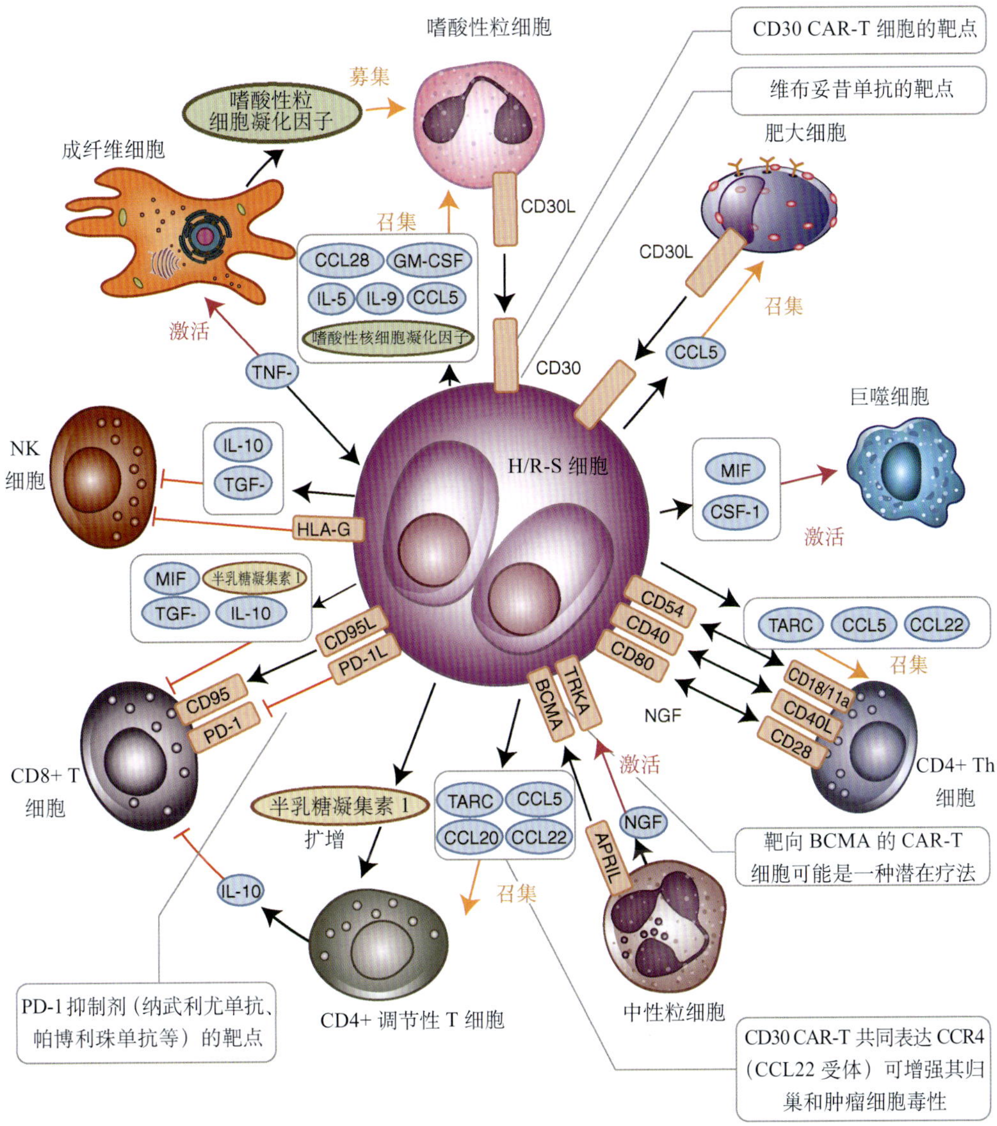

图 3.3　霍奇金淋巴瘤的免疫抑制和免疫靶点。H/R-S 细胞在肿瘤微环境中具有多种免疫抑制机制，包括细胞因子分泌和抑制性细胞表面标志物的表达。CAR-T 细胞或其他免疫疗法可针对其中一些机制和标志物进行治疗

（薛　畅　吴辉菁　译）

第 4 章 伴 *TP53* 异常的慢性淋巴细胞白血病

Catherine C.Coombs

一、引言

慢性淋巴细胞白血病（chronic lymphocytic leukemia，CLL）是西方国家人群中最常见的白血病类型。在美国，每年约有 20 000 例新诊断病例。该病好发于老年人群，发病中位年龄为 70 岁，男性多于女性。CLL 的临床表现各异，大多数患者因血常规检查偶然发现白细胞计数升高而被诊断。然而，部分患者可能表现出更为严重的疾病症状，如淋巴结肿大、肝脾大、症状性骨髓衰竭，或以发热、体重减轻、盗汗为特征的全身症状。CLL 的诊断方法通常采用外周血流式细胞术，标准为超过 5000/L 的克隆 B 细胞具有特征性免疫表型（CD5+、CD19+、CD23+、CD20 弱阳性）。然而，由于少数情况下 CLL 与套细胞淋巴瘤（mantle cell lymphoma，MCL）极易混淆，进行细胞遗传学检测排除（11；14）易位对于最终确诊是必要的。另外，对于淋巴结肿大且病理学表现为上述特征性免疫表型，但循环克隆 B 细胞少于 5000/L 的患者，诊断为小淋巴细胞淋巴瘤（small lymphocytic lymphoma，SLL）更准确，其与 CLL 为同一种疾病。对于早期 CLL 患者，不常规推荐进行 CT 检查，因为影像学检查并不能提高生存率，且可能由于一些偶然发现导致采用昂贵且风险高的干预措施。另外，在没有血细胞减少的情况下，诊断时进行骨髓抽吸及活检是非必要的。

CLL 中存在重现性细胞遗传学异常，最常见的是 13q 缺失、12 号染色体三体、11q 缺失和 17p 缺失（按预后最有利到最不利依次排序）。正常核型患者的预后介于单独的 13q 缺失和 12 号染色体三体之间。发现细胞遗传学异常最佳的方法是同时进行荧光原位杂交（fluorescence in situ hybridization，FISH）检测和染色体核型分析，后者可以检测出常规 CLL FISH 组套中未包括的复杂核型异常，而这些异常是影响预后的独立不良因素。体外刺激 CLL 细胞可提高传统核型分析的可靠性。17p 缺失仅存在于 5% ～ 10% 的初诊 CLL 患者中，占比虽小，但在临床上是 CLL 患者中非常重要的一组亚型。

最新研究数据也支持分子检测的实用性，通过 Sanger 测序或下一代测序技术，可检测到细胞遗传学分析无法检测的 *TP53* 突变。检测到的变异需要与位点特异性数据库进行比对，以确保是致病变异。*TP53* 突变不伴 17p 缺失在未经治疗的患者中约占 5%。最常见的情况是 *TP53* 的双等位基因失活，通常是一个等位基因上有 17p 缺失，另一个等位基因上有 *TP53* 突变。然而，单等位基因失活与双等位基因失活的患者同样具有不良预后。即便是初诊时存在的小的

TP53 突变亚克隆，也与较差的生存率相关。

无论是通过传统细胞遗传学还是分子检测，*TP53* 异常在复发 / 难治性患者中明显更常见，可能在高达 50% 的患者中检出。因此强调在每次开始新的治疗时复查细胞遗传学和分子检测的必要性，特别是对于之前未记录 *TP53* 异常的患者。这些变化是由于克隆演进获得新的异常和（或）以前无法检测到的小克隆的扩增所引起。

在确诊时进行 *IGHV* 突变和 β2 微球蛋白检测可用于计算患者的 CLL-IPI 得分（表 4.1）。CLL-IPI 评分是一种基于 3472 例未经治疗的患者开发的预后模型，并经由其他试验组验证，将患者分为低、中、高和极高 4 个风险组。低风险组预后良好，5 年存活率为 93%，而在极高风险组仅为 23%。但是，该模型的生存估计基于新型小分子抑制剂前时代的数据，因此它可能高估了在更新型有效的治疗背景下，不利特征对生存的影响。需要注意的是，由于 17p 缺失或 *TP53* 突变在评分中的比重较高，导致患者一旦出现 *TP53* 异常，其风险组别至少属于高风险组。

表 4.1　慢性淋巴细胞白血病国际预后指数（CLL-IPI）评分

变量	不良因素	分数
年龄	＞ 65	1
临床分期	Rai 分期 Ⅰ～Ⅳ期或 Binet 分期 B ～ C	1
β2 微球蛋白	＞ 3.5mg/L	2
IGHV 突变状态	未突变（与胚系差异＜ 2%）	2
17p 缺失和（或）*TP53* 突变	存在	4
风险	**评分（分）**	**5 年 OS（%）**
低	0 ～ 1	93.2
中	2 ～ 3	79.3
高	4 ～ 6	63.3
极高	7 ～ 10	23.3

注：OS. 总生存率

在最近的新型小分子抑制剂（本章将详细讨论）用于治疗 CLL 之前，伴 *TP53* 异常的 CLL 的疗效非常不理想。对于这些患者，标准的细胞毒性化疗和免疫化疗的 ORR 低，几乎无法达到 CR，PFS 短，OS 很差。

二、非细胞毒性治疗方法

（一）新型小分子抑制剂出现前的药物

1. 阿仑单抗　阿仑单抗是一种针对 CD52 的人源化单克隆抗体，其单药治疗在最初 *TP53* 异常的 CLL 个例患者，以及随后的一系列患者中均显示出了活性，表明其作用机制可能独立于 *TP53* 突变。随后进行的一项Ⅲ期研究（CAM307）对比了阿仑单抗与苯丁酸氮芥在 297 例复发 / 难治性 CLL 患者中的疗效，结果显示在 21 例 17p 缺失患者中，阿仑单抗组具有更高的 ORR [64%（7/11）vs. 20%（2/10）]，但在该小样本中未达到显著统计学差异（P=0.08）。也有研究在一线及复发/难治性患者中采用阿仑单抗联合利妥昔单抗治疗，但这些研究中 *TP53* 异常患者较少。有 1 例患者以该联合方案为一线治疗获得了 PR，随后出现 Richter 转化并死亡，而另 1 例患者获得了微小残留病灶（minimal residual disease，MRD）阴性的 CR。1 例伴有 17p 缺失的复发患者获得了 PR。阿仑单抗显著的毒副作用包括但不限于：输液相关事件、中性粒细胞减少和巨细胞病毒（cytomegalovirus，CMV）再激活。

2. *大剂量类固醇联合利妥昔单抗* 在一线治疗中，大剂量甲泼尼龙联合利妥昔单抗方案获得的 ORR 高达 96%。然而，该研究中只有 1 例患者伴有 17p 缺失，其疗效为 PR。在复发/难治性 CLL 患者中，有研究报道了唯一 1 例伴 17p 缺失的患者未获治疗应答，而另一个研究报道了 1 例仅获得了结节性 PR。总之，由于接受此方案治疗的 17p 缺失患者例数较少，加上目前存在多种有效的新型小分子抑制剂，在众多的治疗手段中该方案不太能进行广泛应用。

3. *来那度胺* 来那度胺是一种免疫调节剂，已在 CLL 中进行广泛研究。在一线治疗中，来那度胺单药引起的死亡风险高于苯丁酸氮芥，这导致了其Ⅲ期研究（ORIGIN 试验）的中止。在复发/难治性患者中，它与利妥昔单抗联用，获得了 66% 的 ORR，在 17p 缺失的患者中 ORR 为 53%（8/15）。Strati 等开展了一项临床研究，纳入 208 例患者（包括一线和复发/难治性患者），接受以来那度胺为基础的治疗，结果显示在因毒性中断来那度胺治疗的患者（43/208）中可观察到延长的治疗反应，他们距离下一次治疗的中位时间为 40 个月（尽管来那度胺中位暴露时间仅为 11 个月），表明该药可实现持续的缓解。然而，这 43 例患者中仅有 3 例伴有 17p 缺失。值得注意的是，来那度胺可能导致肿瘤溶解综合征、肿瘤激发反应及血液学毒性（高剂量时尤甚）。此外，最近的一项研究显示，伴 *TP53* 异常的患者接受以来那度胺为基础的方案表现出更差的 ORR。

（二）新型小分子抑制剂

近几年，基于一系列关键的临床试验数据，美国 FDA 批准了多款适用于 CLL 一线及复发/难治性患者的有效的新型小分子抑制剂。例如伊布替尼，首款口服共价 BTK 抑制剂，2014 年 2 月获批用于治疗复发/难治性 CLL 患者，2014 年 7 月获批用于 17p 缺失患者的一线治疗。至 2016 年 3 月，其批准范围扩展至所有 CLL 患者，不论年龄或治疗线。艾德拉尼（Idelalisib）是一种口服、选择性小分子 PI3Kδ 抑制剂，于 2014 年 7 月获 FDA 批准，联合利妥昔单抗用于治疗复发/难治性 CLL。最后，维奈克拉，一种口服小分子 B 细胞淋巴瘤 2（B-cell lymphoma 2，BCL2）抑制剂，于 2016 年 4 月获 FDA 批准用于治疗伴 17p 缺失的复发/难治性 CLL 患者。2018 年 6 月，FDA 正式批准维奈克拉用于至少接受过一次治疗的、伴或不伴 17p 缺失的患者。这些促成 FDA 批准的临床研究细节及正在进行中的临床研究，将在本章后续部分进行探讨。

三、一线治疗方案

（一）伊布替尼

BTK 抑制剂伊布替尼是唯一一种被 FDA 批准用于 CLL 一线治疗的新型小分子抑制剂。最初获批仅限于 17p 缺失的 CLL 患者，随后扩展至所有患者。伊布替尼用于 CLL 的一线治疗，始于一项未经治疗的老年患者（> 65 岁）的Ⅰb/Ⅱ期研究，结果发现，在 29 例未经治疗的患者中，2 例伴 17p 缺失的患者对伊布替尼均有反应。在一项使用伊布替尼治疗 *TP53* 异常患者的Ⅱ期研究中，入组患者多数有 17p 缺失（*n*=47），另有 4 例患者有 *TP53* 突变但无 17p 缺失。数据显示，在可评估疗效的患者中，97%（32/33）未经治疗的患者获得了治疗反应，且大多数反应是 PRs 或伴有淋巴细胞增多的 PRs。在接受激酶抑制剂治疗的 CLL 患者中，伴有淋巴细胞增多的 PRs 是一种常见治疗反应，不代表治疗失败。

RESONATE-2 是一项比较伊布替尼与苯丁酸氮芥在未经治疗的 65 岁及以上 CLL 患者中疗效的Ⅲ期临床研究，正是该研究促成了 FDA 批准伊布替尼用于所有 CLL 患者。值得注意的是，此研究没有招募 17p 缺失的患者，因为已知苯丁酸氮芥在这部分患者中无效。该研究显示，与苯丁酸氮芥相比，伊布替尼在 PFS、ORR 和 OS 上均有所改善。

伊布替尼的毒性包括腹泻（RESONATE-2 研究中发生率为 42%）、心房颤动（10% ～ 16%）、出血（通常为 2 级或更低，少数出现严重病例）、皮疹、高血压及罕见的室性心律失常。

伊布替尼还可与免疫化疗联合使用。目前有一项伊布替尼联合氟达拉滨、环磷酰胺和利妥昔单抗（FCR）的化疗方案用于 CLL 一线治疗的临床试验（NCT02251548）正在进行。值得注意的是，该研究排除了 17p 缺失的患者，原因可能是此类患者通常对 FCR 方案耐药。

（二）艾德拉尼（Idelalisib）

艾德拉尼，一种 PI3Kδ 抑制剂，研究者探索了其在 CLL 一线治疗中的应用。艾德拉尼联合利妥昔单抗方案在一项针对 65 岁及以上患者的Ⅱ期临床研究中取得了有前景的疗效，尤其是在 *TP53* 异常的患者中（ORR 达到 100%）。然而，随着该药物在一线治疗中的深入探索，众多不良事件的风险增加，包括免疫介导的肝毒性、肺炎和结肠炎，引发了对用药风险的担忧。因此，目前不推荐在一线治疗中使用此药，且后续没有继续在一线治疗中研发此药。

（三）维奈克拉

目前，BCL2 抑制剂维奈克拉在 CLL 一线治疗中的研究如火如荼，但在本章内容发布时尚无已完成的研究发表。一项名为 CLL14 的研究已经发表了先期数据，采用维奈克拉联合奥妥珠单抗治疗 13 例初治且有严重合并症的 CLL 患者（其中 2 例伴 *TP53* 异常），治疗 3 个月的 ORR 为 100%，治疗结束 3 个月后的外周血 MRD 阴性率为 92%。除了 1 例因 4 级输注相关反应而中止治疗外，该方案的总体耐受性良好。

四、复发 / 难治的治疗方案

（一）伊布替尼

对于一线尚未接受过伊布替尼治疗的患者，该药在复发 / 难治性患者中很有疗效。在一项Ⅰb/Ⅱ期试验中，伊布替尼在总体患者中的 ORR 为 71%，其中伴 17p 缺失患者的治疗反应率为 68%（19/28），26 个月的 PFS 和 OS 分别为 57% 和 70%。基于这些发现，研究者开展了一项伊布替尼的Ⅱ期临床试验（RESONATE-17 研究），该研究共招募了 144 例复发患者，且所有患者均伴有 17p 缺失。结果显示中位随访 11.5 个月的 ORR 为 64%，随访 27.6 个月的 ORR 为 83%。接下来的一项Ⅲ期、开放标签、随机对照研究（RESONATE 研究），比较了伊布替尼与奥法木单抗在之前接受过治疗的 CLL 患者中的疗效，结果显示伊布替尼组的 PFS、OS 和 ORR 均优于奥法木单抗组。

通过对那些纳入了老年初治患者和伴 *TP53* 异常患者的临床试验进行 5 年随访，研究者发现治疗的反应深度随时间增加，且大多数患者保持无进展生存。尤其是 Ahn 等报道了伴 *TP53* 异常患者的 5 年 PFS 为 58.2%，其中 50 例患者中有 16 例为复发 / 难治性患者，而其进展速度比未经治疗的 *TP53* 异常患者更快。同样，O’ Brien 等报道了 5 年 PFS 在初治患者中为 92%，在复发 / 难治性患者中为 44%，而伴 17p 缺失（未报告 *TP53* 突变状态）的患者中位 PFS 为 26 个月。

（二）艾德拉尼（Idelalisib）

在一项Ⅰ期试验中，采用艾德拉尼单药治疗54例多线经治的CLL患者，其中24%存在*TP53*异常，获得了72%的ORR，其中大多数为PRs及伴有淋巴细胞增多的PRs。随后，研究者在复发CLL伴严重合并症患者中开展了一项Ⅲ期随机对照研究，对比利妥昔单抗联合艾德拉尼与利妥昔单抗联合安慰剂的疗效。艾德拉尼组在PFS（未达到对比5.5个月，$P < 0.001$）、ORR（81% vs. 13%，$P < 0.001$）及12个月的OS（92% vs. 80%，P=0.02）方面均优于安慰剂组。艾德拉尼在伴17p缺失和（或）*TP53*突变的96例患者中具有PFS优势［疾病进展或死亡的风险比（HR）=0.12，置信区间（CI）为0.05～0.32］。另一项Ⅲ期随机对照研究比较了在适合接受强化疗的复发CLL患者中，艾德拉尼联合苯达莫司汀和利妥昔单抗（BR）与单用BR方案的疗效。艾德拉尼组展示了更优的PFS（20.8个月 vs. 11.1个月）（HR=0.33；95% CI为0.25～0.44；$P < 0.000\ 1$），但艾德拉尼组的感染、严重不良反应和死亡数量增加。在137例伴*TP53*异常的患者中，艾德拉尼组的缓解率更高，中位PFS为11.3个月，而BR组为8.3个月（HR=0.47；95% CI为0.31～0.72；$P < 0.000\ 1$）。另外，有研究显示艾德拉尼与奥法木单抗联用相较于单用奥法木单抗，患者的中位PFS更高（16.3个月 vs. 8个月，调整后的HR=0.27；95% CI为0.19～0.39；$P < 0.000\ 1$）。最近的共识建议，接受含艾德拉尼方案治疗的患者应进行卡氏肺孢子菌肺炎的预防及监测巨细胞病毒的再激活。

（三）维奈克拉

一项评估维奈克拉单药治疗复发CLL患者的Ⅰ期研究结果令人振奋，其总体ORR达到79%，其中伴17p缺失患者的ORR为71%、CR为16%。然而，TLS是该研究报道的主要毒性，共有18%（10/56）例患者出现了TLS。其中，有2例出现了严重的临床后果：1例在单次50mg剂量给药后出现肾衰竭，需进行紧急血透治疗；另1例在剂量递增至1200mg的第2天突然死亡。

在一项开放标签的Ⅱ期研究中，探讨了维奈克拉在伴17p缺失的复发CLL患者中的疗效，结果获得了79%的ORR和8%的CR/CRi率。另一项研究将维奈克拉与利妥昔单抗联合使用，显示了86%的ORR和51%的CR。此外，在25例CR患者中，有20例获得了骨髓活检证实的MRD阴性。在本研究中，1例受试者在接受50mg起始剂量后发生TLS导致死亡。随后，受试者开始接受20mg作为起始剂量。依据这些结果，研究者设计了一个基于患者TLS风险（通过CT和循环绝对淋巴细胞计数评估）的剂量递增方案（表4.2）。维奈克拉对经伊布替尼和艾德拉尼治疗后进展的CLL患者也显示出疗效。

表4.2 启动维奈克拉治疗患者的肿瘤溶解综合征（TLS）风险分层及监测建议

<table>
<tr><td colspan="3">肿瘤负荷评估</td></tr>
<tr><td>低风险</td><td colspan="2">所有结节＜5cm，且ALC＜25×10^9/L</td></tr>
<tr><td>中风险*</td><td colspan="2">任何结节5～10cm，或ALC≥25×10^9/L</td></tr>
<tr><td rowspan="2">高风险</td><td colspan="2">任何结节＞10cm或</td></tr>
<tr><td colspan="2">任何结节＞5cm，且ALC≥25×10^9/L</td></tr>
<tr><td colspan="3">预防 / 监测建议</td></tr>
<tr><td>低风险</td><td>口服水化（1.5～2L/d）和别嘌醇</td><td>给药前：每次用药前进行TLS试验</td></tr>
</table>

续表

		给药后：在 20mg 和 50mg 剂量维奈克拉给药后 6 ～ 8 小时和 24 小时进行 TLS 试验检测
中风险	口服水化（1.5 ～ 2L/d）和别嘌醇	给药前：每次给药前进行 TLS 试验
	* 如果患者的肌酐清除率低于 80ml/min，可考虑按照“高风险”建议对 20mg 和 50mg 剂量进行预防和入院监测	给药后：在 20mg 和 50mg 剂量维奈克拉给药后 6 ～ 8 小时和 24 小时进行 TLS 试验检测
高风险	口服水化（1.5 ～ 2L/d）和 IV 150 ～ 200ml/h，视耐受情况而定	给药前：每次给药前进行 TLS 试验
	如果基线尿酸水平升高，可考虑使用别嘌醇和拉布立酶	给药后指导取决于剂量水平： 20mg 和 50mg 剂量维奈克拉给药后的住院监测： 给药后：4 小时、8 小时、12 小时、24 小时进行 TLS 试验检测 后续剂量水平的门诊监测： 给药后：6 ～ 8 小时和 24 小时进行 TLS 试验检测

注：* 中度 TLS 风险的患者中，如果其肌酐清除率＜ 80mL/min，应被视为“高风险”

TLS 试验检测包括钾、尿酸、磷、钙和肌酐。在继续治疗之前，任何基线异常都应该得到纠正

ALC. 淋巴细胞绝对计数；IV. 静脉注射；TLS. 肿瘤溶解综合征

一项Ⅲ期临床试验（MURANO 试验）对比了维奈克拉联合利妥昔单抗（VR）方案与 BR 方案的疗效。VR 方案指传统的 5 周剂量递增的维奈克拉治疗，随后进行 6 个周期的利妥昔单抗治疗，再继续 2 年的维奈克拉单药治疗。结果显示，VR 组的 2 年 PFS（HR=0.17；95% CI 为 0.11 ～ 0.25；$P < 0.001$）、达到外周血 MRD 阴性的患者比例（在治疗 9 个月时间点，为 62.4% vs. 13.3%）均优于 BR 组。值得注意的是，对于伴 17p 缺失和（或）*TP53* 突变的两类患者，VR 组疗效均优于 BR 组（VR 组的中位 PFS 均未达到；BR 组的中位 PFS 在 17p 缺失和 *TP53* 突变的患者中分别为 15.4 个月和 12.9 个月）。基于 MURANO 研究结果，2018 年 6 月，FDA 授予了维奈克拉治疗至少接受过一线治疗的伴或不伴 17p 缺失患者的常规批准。在欧洲，维奈克拉的获批应用范围更广，可用于不适合 B 细胞受体信号通路抑制剂治疗的伴 *TP53* 异常的患者的一线治疗，以及不考虑 *TP53* 状态的复发患者的治疗。

五、在复发患者中如何最佳排序新型小分子抑制剂

随着多种有效新药的问世，自然引发了一个“如何最佳排序这些治疗药物”的问题。伊布替尼是目前唯一被指定用于一线治疗的新型小分子抑制剂，但对于那些经伊布替尼治疗后病情进展或不能耐受治疗的患者，他们的最佳治疗方案是什么呢？无论是回顾性还是前瞻性数据都显示，伊布替尼经治后的患者接受维奈克拉治疗的疗效优异。然而，在接受伊布替尼治疗后使用艾德拉尼的反应率似乎较低（维奈克拉的 ORR 为 79%，艾德拉尼为 46%，PFS 的 HR=0.6，P=0.06），但因数据量有限，难以下定论。在无合适的临床试验情况下，对于伴 *TP53* 异常的 CLL，笔者的治疗策略包括将伊布替尼用于一线治疗；在伊布替尼治疗期间发生病情进展时，笔者通常选择基于维奈克拉的方案，并更倾向于使用 VR 方案（鉴于其治疗反应率高、耐受性好和有限的疗程）。维奈克拉单药治疗虽然反应率高，但现行的治疗模式倾向于非有限期疗程

而不是有限期疗程。关于治疗方案的更多细节，请参见图 4.1 和图 4.2。

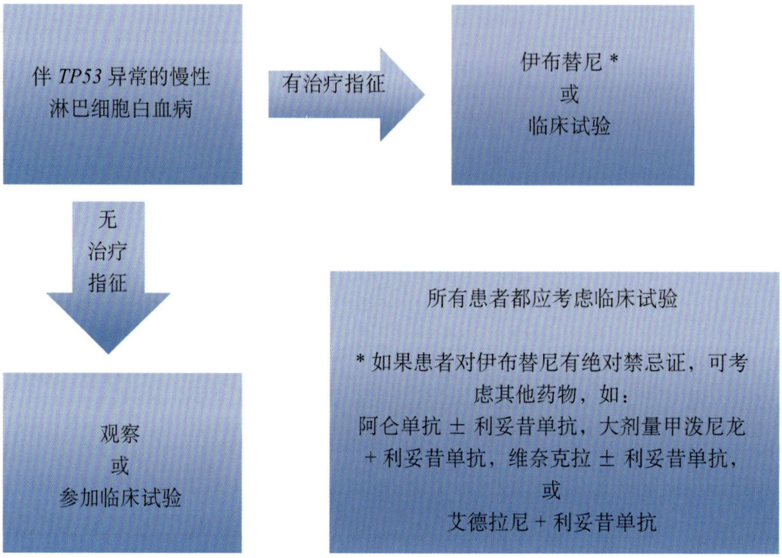

图 4.1　未经治疗的伴 *TP53* 异常 CLL 的治疗推荐

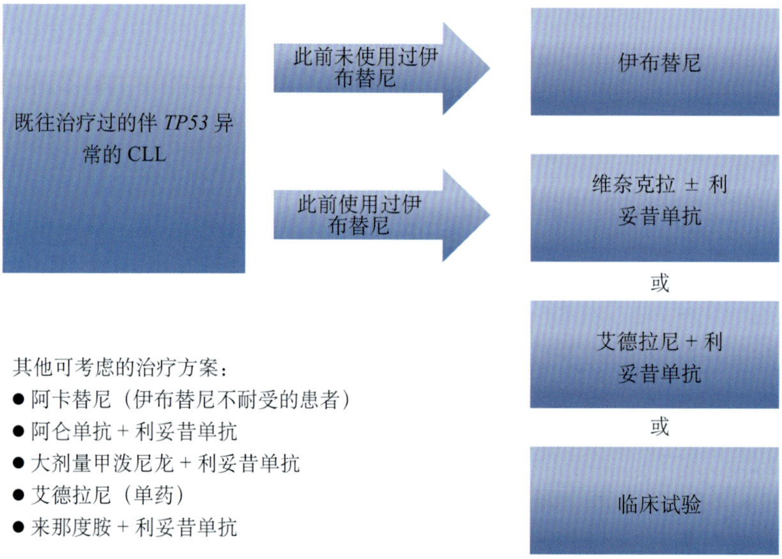

图 4.2　经治的伴 *TP53* 异常 CLL 的治疗推荐

六、初期研发阶段的药物

尽管伊布替尼、维奈克拉和艾德拉尼已经革新了 CLL 治疗领域，但患者仍可能出现病情进展或耐药，考虑其他备选方案仍有必要。伊布替尼在临床试验中显示出相对较低的停药率，但真实世界研究表明其停药率较高（42%），大多数原因是毒性 / 不耐受。另一项研究显示接受伊布替尼或艾德拉尼治疗的患者，因毒性导致的停药率为 51%。伊布替尼停药后的患者预后通常较差，其中相较于因疾病进展或不耐受而停药的情况，因 Richter 转化而停药的患者预后最差。多个研究证实，伊布替尼耐药与 *BTK* 和 *PLCG2* 的获得性突变有关。目前的文献尚无艾德拉尼的耐药机制的描述。根据目前有限的研究，维奈克拉的耐药机制更为复杂多变。在一个包含 8 例患者的队列中，研究者分别在 2 例和 3 例患者中发现了 *BTG1* 和 *CDKN2A/B* 的获得性突变。

七、新型 BTK 抑制剂

（一）阿卡替尼

阿卡替尼是一种选择性更强、不可逆的二代 BTK 抑制剂，其设计目的是获得较伊布替尼更优的安全性和有效性，因为它不会不可逆地靶向作用于其他激酶（例如 ITK、EGFR 和 TEC）。在一项针对复发性 CLL 患者的Ⅰ～Ⅱ期临床试验中，阿卡替尼显示出了 95% 的 ORR，其中 85% 为 PR、10% 为伴有淋巴细胞增多的 PR，伴 17p 缺失患者的 ORR 达到 100%。该药安全性良好，最新的结果分析中未出现≥ 3 级的出血事件，仅有 3% 的患者出现心房颤动。目前该药仅被 FDA 批准用于治疗套细胞淋巴瘤。一项随机、开放标签的非劣效性Ⅲ期研究正在比较阿卡替尼与伊布替尼在经治的 CLL 患者中的疗效（NCT02477696），但暂未报道结果。另一项Ⅲ期研究正在招募经治的 CLL 患者，比较阿卡替尼与研究者选择的艾德拉尼联合利妥昔单抗方案或苯达莫司汀联合利妥昔单抗方案的疗效（NCT02970318）。

（二）ONO/GS-4059/ 替拉布替尼

ONO/GS-4059/ 替拉布替尼是一种选择性 BTK 抑制剂，在一项针对复发 / 难治性 B 淋巴细胞肿瘤患者的Ⅰ期研究中进行了探索。结果显示，总计 25 例 CLL 患者中，8 例伴 17p 缺失，另有 4 例为无 17p 缺失的 *TP53* 突变；在可评估疗效的患者中，ORR 为 96%；有 1 例与治疗相关的 3 级出血事件。替拉布替尼与其他药物的组合方案正在进一步研究，包括艾德拉尼、奥妥珠单抗和 entospletinib（NCT02968563、NCT02457598 和 NCT02983617）。

八、新型 PI3K 抑制剂

度维利塞是一种新型口服 PI3K-δ 和 γ 双重抑制剂，已在多种血液癌症（包括 CLL）中进行了研究。在该药的Ⅰ期研究结果中，55 例复发 / 难治性 CLL 患者的 ORR 为 56%，包括 1 例 CR。其毒副作用与艾德拉尼相似。目前该药仍在研发中，我们期待度维利塞对比奥法木单抗对复发 / 难治性 CLL 患者（NCT02004522，患者必须未接受过 PI3K 和 BTK 抑制剂治疗）的Ⅲ期临床试验结果。

九、SYK 抑制剂

Entospletinib（GS-9973）是一种口服、选择性的 SYK 抑制剂，SYK 常在多种 B 细胞恶性肿瘤中活化且对细胞增殖和存活至关重要。在一项纳入了 41 例复发 / 难治性 CLL 患者（其中 10 例伴 17p 缺失或 *TP53* 突变）的Ⅱ期试验中，该药治疗的 24 周 PFS 为 70%（中位 PFS 为 13.8 个月），ORR 为 61%（主要为 PRs，无 CRs），且在伴 17p 缺失和 *TP53* 突变的患者中，未见具有统计学差异的反应率降低。目前该研究已完成招募，但最终结果尚未公布（NCT01799889）。Entospletinib 与艾德拉尼的联用因肺炎发生率高（18%）且多为重症而受到限制。

十、CAR-T 细胞

CAR-T 细胞已成为包括 CLL 在内的多个癌种的临床研究的热点领域。Turtle 等进行了一项关于抗 CD19 CAR-T 细胞在难治性 CLL 中的 Ⅰ / Ⅱ 期、开放标签的临床试验，在此前经历多线治疗的 CLL 患者中（其中 14 例伴 17p 缺失）的 ORR 为 74%，其中 CR 为 21%。一项纳入 14 例患者的小样本研究也有类似结果，其 ORR 为 57%。CAR-T 细胞治疗可能发生严重的毒副作用，包括细胞因子释放综合征和神经毒性。

十一、异基因造血干细胞移植

在当前这个有效新型小分子抑制剂层出不穷的时代，异基因造血干细胞移植（allogeneic hematopoietic stem cell transplantation，alloHSCT）在 CLL 患者（包括伴 *TP53* 异常）治疗中的应用频率有所下降。然而，对于年轻且高危的患者（包括 *TP53* 异常），alloHSCT 仍然是一种有效且相对安全的治疗方法。最近，来自德国 CLL 小组的 CLL3X 试验报道了在高风险 CLL 患者中采用减弱强度的 alloHSCT 治疗的 10 年随访数据。一部分患者实现了持续的疾病控制，10 年的无病生存率为 34%，但非复发性死亡率较高（20%）；伴 *TP53* 异常患者的预后并没有比 *TP53* 正常患者更差。

Richter 转化最常见的为 CLL 转化为弥漫大 B 细胞淋巴瘤，患者往往预后不佳，但经 alloHSCT 后的患者可以实现长期生存。Richter 综合征在具有不良遗传特征的患者中更为常见，包括 17p 缺失、*TP53* 和 *NOTCH1* 突变及复杂核型。

十二、临床试验进行中的新型小分子抑制剂

（一）无症状 CLL 的治疗

以往的研究表明，对无症状 CLL 患者的早期治疗并未改善生存率，这就是为什么目前标准方案推荐密切观察直至出现治疗指征。然而，在副作用较小的新型小分子抑制剂的背景下，这项标准正在被重新审视（NCT02518555 和 NCT01351896 目前处于开放但未招募阶段，同时还有其他几项研究正处于不同的研究阶段）。

（二）当前涵盖伴 *TP53* 异常的 CLL 患者的临床试验

有许多临床试验探索在一线和复发 / 难治性情况下联合使用新型小分子抑制剂，最常用的组合通常包括伊布替尼、维奈克拉和（或）奥妥珠单抗（表 4.3）。临床前研究表明，伊布替尼和维奈克拉之间存在协同作用，可能是 BTK 抑制导致肿瘤细胞增加对线粒体 BCL2 的依赖性。在无合适的临床试验的情况下，针对一线和复发 / 难治性情况的治疗建议见图 4.1 和图 4.2。

十三、结论

随着包括伊布替尼、艾德拉尼和维奈克拉在内的新型小分子抑制剂的引入，伴 *TP53* 异常的 CLL 患者的治疗格局已改变。此类患者先前几乎无有效治疗方案，现在却有多种有效药物可供选择。伴 *TP53* 基因异常患者的预后可能比传统的 CLL-IPI 模型预测的预后更好。将此类新药治疗的患者数据纳入更新的预后模型中，可能会更准确地诠释这类患者的预后特征。目前，只要患者的治疗有反应、药物耐受良好并且未出现明显毒性，就可以长期使用这些新型药物。正在进行的研究将有助于确定新药联合治疗的作用，最有前景的是伊布替尼和维奈克拉，许多正在进行的试验以达到 MRD 阴性作为评估停药的基准。

表 4.3　新型小分子抑制剂组合在（a）一线和（b）复发 / 难治中的临床研究

临床试验	药物	给药方法	纳入人群	状态[a]
(a)				
Captivate NCT02910583	伊布替尼 维奈克拉	伊布替尼单药治疗 3 个周期，随后至少 12 个周期的联合治疗 如果 MRD 阴性：治疗后继续使用伊布替尼或伊布替尼安慰剂胶囊 如果 MRD 阳性：治疗后继续使用伊布替尼和维奈克拉的联合治疗或仅使用伊布替尼	18 ～ 70 岁	正在进行，不再招募
NCT02756897	伊布替尼 维奈克拉	伊布替尼单药治疗 3 个周期 从第 4 周期开始，加入维奈克拉每周递增给药联合治疗持续 24 个周期	18 岁及以上 高风险 CLL（17p 或 11q 缺失、*TP53* 突变、未突变的 IGHV 或年龄≥ 65 岁）	招募中
NCT03128879	伊布替尼 维奈克拉	已接受伊布替尼治疗至少 12 个月的患者可加入研究，继续伊布替尼治疗的同时，联合维奈克拉每周递增给药	18 岁及以上 高风险 CLL（17p 和 11q 缺失、*TP53* 突变或复杂核型）有已知的伊布替尼耐药突变且服用伊布替尼后病情未见进展，或服用伊布替尼 1 年后 β2 微球蛋白仍未恢复正常；患者必须已接受至少 12 个月的伊布替尼治疗，并有可测量病灶	招募中
CLL2-GiVe NCT02758665	伊布替尼 维奈克拉 奥妥珠单抗	奥妥珠单抗治疗第 1 ～ 6 个周期。伊布替尼治疗第 1 ～ 15 个周期。在第 1 ～ 12 个周期使用维奈克拉，剂量逐级递增。其中第 3 ～ 12 个周期使用全剂量维奈克拉（400mg）	18 岁及以上；有体能良好患者和非体能良好患者的双臂研究 患者必须有 17p 缺失和（或）*TP53* 基因突变	招募中
(b)				
NCT02756897	伊布替尼 维奈克拉	伊布替尼单药治疗 3 个周期。在第 4 个周期开始时，每周维奈克拉递增给药。联合治疗持续 24 个周期	18 岁及以上 至少经过一种既往治疗且复发 / 难治 既往未接受过伊布替尼或维奈克拉治疗	招募中

续表

临床试验	药物	给药方法	纳入人群	状态[a]
Bloodwise TAP Clarity study ISCRTN13751862	伊布替尼 维奈克拉	接受 8 周伊布替尼单药治疗，然后每周维奈克拉递增给药，患者在达到 MRD 阴性前继续接受联合治疗	接受 FCR 或 BR 治疗 3 年内复发，或有 17p 缺失且至少经历一线治疗失败	正在进行，不再招募[b]
NCT02427451	伊布替尼 维奈克拉 奥妥珠单抗	患者在第 1 天接受奥妥珠单抗治疗，最多 8 个周期。第 2 个周期加入伊布替尼。第 3 个周期加入维奈克拉。如无疾病进展或毒性，治疗持续到 14 个周期	18 岁及以上 之前至少接受过一次治疗 不能有已知的 *BTK* 突变或在伊布替尼治疗期间病情进展的 CLL	正在进行，不再招募
NCT03422393	伊布替尼 维奈克拉	患者在接受 420mg、560mg 或 840mg 伊布替尼治疗的同时，接受剂量不断增加的维奈克拉治疗	18 岁及以上 患者必须接受过伊布替尼单药治疗并出现疾病进展。排除对伊布替尼原发耐药的患者	尚未招募
NCT03045328	伊布替尼 维奈克拉	患者在第 1 周第 1 天接受伊布替尼治疗 维奈克拉从第 9 周第 1 天开始，持续到第 61 周第 7 天	18 岁及以上 既往未接受过伊布替尼或维奈克拉治疗	招募中
NCT03226301	伊布替尼 维奈克拉	患者先接受 2 个周期的伊布替尼治疗，然后接受维奈克拉治疗，从第 3 个周期开始直至第 15 个周期剂量递增 MRD 阳性患者继续接受伊布替尼单药治疗，直至病情进展 / 复发 MRD 阴性患者随机接受伊布替尼单药治疗或观察。对于在观察期复发的患者，重新开始伊布替尼和维奈克拉治疗，持续 12 个周期	18 岁及以上 初始治疗难治或复发，之前未接受过伊布替尼或维奈克拉治疗	招募中

注：未列举排除了 17p 缺失和（或）*TP53* 突变患者的研究。MRD. 最小残留病灶；BTK. 布鲁顿酪氨酸激酶

[a] 临床试验状态于 2018 年 3 月 21 日从 https：//www.clinicaltrials.gov 获取

[b] 尽管在 2017 年美国血液学学会会议上的摘要显示该研究计划纳入的 50 例 CLL 患者已完成入组，但临床试验网站（clinicaltrials.gov）并未列出此项研究

（李　军　刘　耀　译）

第5章 套细胞淋巴瘤

Daniel R. Reed and Craig A. Portell

一、引言

套细胞淋巴瘤（mantle cell lymphoma，MCL）是非霍奇金淋巴瘤的一种成熟B细胞亚型，其典型特征是t（11，14）（q13q32）易位，导致cyclin D1与免疫球蛋白重链基因位点融合，使cyclin D1蛋白高表达。MCL是一种相对罕见的淋巴瘤，仅占所有NHL的6%。在白种人男性中更为多见，平均发病年龄为67岁。总体而言，MCL的发病率逐年增加，特别是在老年人群中。MCL可分为经典型、惰性型或母细胞型3种类型，不同类型有不同的临床表现、生物学特性及疗效差异。虽然MCL是一种无法治愈的淋巴瘤，但是目前已在治疗方面取得了显著进展，改善了疾病的预后。本章将回顾MCL的临床表现、疾病特征、一线治疗和复发治疗的选择。最后对新型药物和联合治疗的临床研究结果进行汇总介绍。

二、临床表现

不同亚型的MCL在临床症状上有较大差异。经典型套细胞淋巴瘤患者常因局部淋巴结肿大、腹胀或肝脾大引起的腹痛而就诊。B症状（夜间盗汗、发热、体重减轻）也较为多见，且大部分患者有结外受累。MCL容易累及胃肠道（gastrointestinal，GI），尤其是结肠，而出现阻塞性症状、吞咽困难和吞咽痛等临床表现。此外，上、下消化道内镜检查显示无症状MCL患者中GI受累比例很高；部分无明显临床症状的患者可通过外周血淋巴细胞进行性升高而确诊MCL，这种情况在惰性MCL中更为常见。母细胞变异型MCL的表现多样，较常见的症状为盗汗、体重减轻、发热、多发淋巴结肿大，有时易出现中枢神经系统（central nervous system，CNS）受累并引起神经系统症状。

三、诊断

淋巴结切除活检是首选的诊断方法，淋巴结粗针穿刺活检也可诊断MCL，但细针抽吸不能明确诊断任何淋巴瘤。对结外受累部位进行活检也可明确诊断，如骨髓活检或胃肠镜下的病理活检。MCL典型病理学特征是显微镜下可见小的淋巴样细胞，细胞核形状不规则，呈裂隙状。MCL有4种不同的病理类型：小细胞型、边缘区样型、母细胞型和多形性型。经典型MCL通常为*IGHV*野生型，其典型特征是SOX11的表达。

白血病样非淋巴结性 MCL 是一个单独的分类，其特征是 *IGHV* 突变及 B 细胞不表达 SOX11。MCL 的典型免疫表型是 CD20、CD19、IgM、IgD 和 CD5 阳性。CD23 呈阴性，而 FMC7 呈阳性，是其与慢性淋巴细胞白血病鉴别的依据。FISH 显示 t（11，14）（q13q32），即 *CCND1* 基因与免疫球蛋白重链区发生易位，引起 cyclin D1 高表达，从而导致细胞周期激活失调。此外，还有较为罕见的 MCL 表现为 cyclin D1 阴性，这种类型通常存在 CCND2 或 CCND3 过表达，且 SOX-11 阳性。

四、分期 / 检查

明确 MCL 临床分期需要完善的检查包括：血常规、LDH、β2 微球蛋白，以及颈部、胸部、腹部和盆腔的 CT 扫描。PET 常用于 MCL 的分期，以评估疾病全身结外病变累及情况，但其作用并不十分明确。CNS 受累相对罕见，因此只有患者出现明显 CNS 受累的症状时才会进行诊断性腰穿。母细胞亚型、Ki-67 > 30%，以及套细胞淋巴瘤国际预后评分（mantle cell lymphoma IPI，MIPI）> 6 分是 CNS 受累的高危风险因素，2 年内中枢进展发生率约为 25%。骨髓活检对于确定疾病分期是非必需的，但如果患者有外周血细胞减少，则应完善骨髓活检。大多数 MCL 诊断时即为Ⅳ期，常有外周血或骨髓（bone marrow，BM）受累。最近也报道了罕见的原位 MCL，这种原位 MCL 没有临床症状，只能通过完善全面检查：包括骨髓活检、胃肠镜检查及淋巴结活检等才能诊断。

五、预后

MCL 是一种异质性较强的疾病，其病理亚型不同，疾病预后也不同。MIPI 和包含 Ki-67 指数的 MIPI-B 评分是使用最广泛的预后风险分层模型。最近 MCL2 临床试验更新数据显示，MCL 疾病 OS 已提高至 12.7 年，这项研究结果提示新型靶向治疗改善了 MCL 的预后。此外，深入研究 MCL 的生物学差异有助于判断疾病预后。在多因素分析中，*TP53* 的点突变通常在母细胞亚型中较为多见，且被认为是疾病预后不良的指标，其 OS 仅为 1.8 年，治疗后 1 年内复发率为 50%，并且这类患者对 ASCT 巩固治疗的获益较小。

六、传统治疗方法

少数低危 MCL 患者（低 MIPI 评分）可以等待观察，不需要立即治疗。Martin 团队在一项回顾性研究中发现，与接受强化疗诱导组相比，对低 IPI 评分和Ⅰ/Ⅱ期患者进行等待观察并没有更差的 OS。Cohen 等研究发现，具有白血病表现且没有 B 症状的患者更易出现治疗延迟，同时血常规变化且没有 B 症状是患者 OS 的一个独立预后危险因素。这些患者通常仅表现为白血病期，伴有一定程度的脾大，但无明显的淋巴结肿大。Abrisqueta 等发现，与早期治疗组相比，无症状 MCL 患者等待观察的中位 OS 有所提高，两组分别为 72 个月和 52.5 个月，P=0.041，显示出无症状患者可等待观察的安全性。

大多数 MCL 患者确诊时即为晚期、症状明显或高肿瘤负荷，这类患者需要立即治疗。初始治疗选择需根据患者的健康状况和年龄进行分层治疗。本节将分别讨论针对年轻、健康患者的强化治疗方法和老年、体弱患者的非强化治疗方法。

1. *年轻和健康的患者*　对于年轻（小于 65 岁）且没有明显合并症的患者，标准的初始治疗是强诱导免疫化疗后行 ASCT 巩固。近年来许多研究证实多种诱导化疗方案疗效显著，同时也有多项临床试验旨在评估 MCL 的最佳诱导方案，但目前还没有统一标准，其中以大剂量阿糖胞苷为基础的方案已被证实具有最佳的总生存期和无进展生存期。最近更新的欧洲 MCL Younger 试验中，与对照组进行 6 个周期的 R-CHOP 后行 ASCT 观察到的中位进展时间 3.9 年相比，交替使用 6 个周期的 R-CHOP/R-DHAP（利妥昔单抗、环磷酰胺、多柔比星、长春新碱、泼尼松 / 利妥昔单抗、地塞米松、高剂量阿糖胞苷和顺铂）后桥接含大剂量阿糖胞苷的预处理方案和 ASCT 组的中位进展时间为 9.1 年，显著改善了 MCL 患者的预后。NORDIC 淋巴瘤组 MCL2 临床试验探讨了利妥昔单抗联合 R-maxi CHOP 与大剂量阿糖胞苷交替后行 ASCT 的疗效。NORDIC 研究更新的 15 年随访数据显示，OS 为 12.7 年，PFS 为 8.5 年，且有 40% 的 MCL 患者仍然处于首次缓解中。得克萨斯大学 MD 安德森癌症中心（MD Anderson）的研究显示 R-hyperCVAD 方案的中位 OS 为 10.7 年；然而，SWOG 1106 研究结果显示 R-hyperCVAD 增加了患者发生骨髓增生异常综合征和化疗相关急性髓系白血病的风险，并且影响用于 ASCT 的干细胞的采集。因此，该方案尚未被广泛采用。

一线行 ASCT 的巩固治疗已被认为是 MCL 的标准治疗，且 ASCT 可显著改善诱导治疗后达到 CR 患者的 OS。此外，对于复发 / 难治性患者的治疗，一线 ASCT 治疗可改善患者的 OS。但对于所有可耐受诱导治疗的 MCL 患者是否都能从一线 ASCT 中受益尚不确定。目前美国合作组临床试验（NCT03267433）正在研究 MRD 阴性患者行 ASCT 的必要性。LyMA 临床研究表明经 R-DHAP 诱导治疗后行 ASCT 巩固治疗达到缓解的患者中，移植后每 2 个月给予利妥昔单抗 375mg/m^2 维持治疗 3 年，可提高患者 OS、PFS 和无事件生存期。在 R-DHAX 中，奥沙利铂通常取代顺铂，研究表明，奥沙利铂具有较低的肾毒性，与 R-DHAP 相比，对 OS 没有显著影响。

2. *老年患者*　对于不适合 ASCT 及强诱导方案的患者，苯达莫司汀联合利妥昔单抗（BR）被认为是标准治疗。对包括 R-CHOP 和 R-FC 方案在内的多种免疫化疗方案的研究结果显示，其疗效和安全性均劣于 BR。在老年患者中，BR 诱导后利妥昔单抗的维持作用仍有待确定，Rummel 等评估了 BR 诱导后行 2 年利妥昔单抗维持治疗的效果，与观察组相比，PFS 没有显著差异。在一项Ⅱ期临床研究中，40 例患者接受了利妥昔单抗、苯达莫司汀和阿糖胞苷中等强度诱导治疗，结果显示 ORR 为 100%，CR 为 70%，初治患者的 2 年 PFS 为 95%。意大利临床研究 R-BAC500 探索了 BR 与低剂量阿糖胞苷联合作为老年患者的诱导治疗方案，结果显示 2 年 PFS 为 81% 且 OS 为 85%。除了上述治疗方法，一些新型药物与化疗的联合治疗方案正在开展相关临床试验，主要在不适合 ASCT 或无法耐受强诱导化疗的患者中进行（表 5.1）。

表 5.1　新型靶向药物和联合治疗

新型靶向药物或联合治疗	入组人群	研究名称	临床试验
硼替佐米、阿糖胞苷和地塞米松	R/R MCL	BATMAN	NCT02840539
伊沙佐米和伊布替尼	R/R MCL	PrE0404	NCT03323151
伊布替尼和硼替佐米	R/R MCL		NCT02356458
伊布替尼和维奈克拉	R/R MCL	SYMPATICO	NCT03112174

续表

新型靶向药物或联合治疗	入组人群	研究名称	临床试验
奥妥珠单抗和伊布替尼	R/R MCL	OAsIs	NCT02558816
BGB-3111	R/R MCL		NCT03206970
苯达莫司汀、利妥昔单抗、伊布替尼和维奈克拉	R/R MCL		NCT03295240
BR 和阿卡替尼	Front line，NI（FL NI）		NCT02972840
伊布替尼和帕博利珠单抗	R/R MCL CLL		NCT03153202
CART-19	R/R MCL		NCT02081937
苯达莫司汀和奥妥珠单抗	Front line，NI		NCT03311126
恩杂鲁胺	R/R MCL		NCT02489123
BCL201 和艾德拉尼	R/R MCL Fol		NCT02603445
INCB050465	R/R MCL	CITADEL-205	NCT03235544
Alisertib、硼替佐米和利妥昔单抗	R/R NHL 和 MCL		NCT01695941
TGR-1202 和伊布替尼	R/R MCL & CLL		NCT02268851
Cirmtuzumab 和伊布替尼	R/R MCL CLL		NCT03088878
Onalespib	R/R NHL		NCT02572453
JCAR017	R/R NHL	TRANSCEND-001	NCT02631044
纳武利尤单抗和来那度胺	R/R NHL		NCT03015896
ONC201	R/R NHL		NCT02420795
ACY 1215	R/R NHL HL		NCT02091063
罗米地辛和 5- 阿扎胞苷	R/R NHL		NCT01998035
普拉曲沙和罗米地辛	R/R NHL		NCT01947140

注：FL NI. 一线非强化诱导治疗；R/R MCL. 复发 / 难治性套细胞淋巴瘤；R/R NHL. 复发 / 难治性非霍奇金淋巴瘤，多种病理分型；CLL. 慢性淋巴细胞白血病；HL. 霍奇金淋巴瘤；Fol. 滤泡性淋巴瘤

七、一线新型药物 + /– 化疗

新型药物在不适合 ASCT 的 MCL 患者的一线治疗中的疗效和安全性尚有待进一步研究。主要的研究包括对已知化疗方案的调整，以减少化疗相关毒性。Kahl 等研究了一种改良的 hyperCVAD 方案，即不包含甲氨蝶呤（methotrexate，MTX）和阿糖胞苷，并采用利妥昔单抗进行维持治疗，显示出令人印象深刻的效果，ORR 为 85%，并且 2 年 OS 为 82%。蛋白酶体抑制剂硼替佐米被加入到这种改良的 hyperCVAD 方案（VcR-CVAD）中，结果显示 ORR 可提升至 90%，以及 6 年 OS 为 70%。

在适合移植的患者中，正在研究新型药物作为标准诱导方案的疗效。为了减少毒性并同时保持 MD Anderson 首创的 hyperCVAD 方案的疗效，一项 Ⅱ 期 WINDOW Ⅰ 临床研究（NCT02427620）将一线伊布替尼联合利妥昔单抗作为诱导治疗的第一部分，后采用 R-hyperCVAD 作为第二部分，该研究在第一部分中显示出 100% 的 ORR，所有患者在第二部

分结束后均达到 CR，目前主要研究终点尚未达到。另外，在适合移植的患者中评估了苯达莫司汀联合利妥昔单抗一线治疗的疗效。在接受 BR 治疗后，如果没有疾病进展的证据，患者将被予以利妥昔单抗和大剂量阿糖胞苷，后行 ASCT。大多数患者获得 CR（96%），93% 在 BR/RC 后获得 MRD 阴性。在行 ASCT 后，中位随访时间 13 个月，观察到 96% 的 PFS。这些新型联合治疗的疗效尚需多中心大型研究数据来评估。

此外，由于苯达莫司汀和利妥昔单抗在非强化诱导治疗的患者中已显示出有效性，因此一些临床试验正在探索在此基础上联合其他靶向药物的疗效。SHINE 试验（NCT01776840）是一项正在进行的 BR 联合伊布替尼对比 BR 联合安慰剂的Ⅲ期研究，目前已完成入组，但研究结果尚未发表。ACE-LY-308 试验（NCT02972840）正在研究第二代 BTK 抑制剂阿卡替尼联合 BR 对比安慰剂联合 BR 的疗效，目前正在积极入组中。LENA-BERIT 研究（NCT00963534）的初步结果显示，来那度胺联合 BR 的中位 PFS 为 42 个月，但增加了机会性感染、中性粒细胞减少症和继发性恶性肿瘤的发生率。LYM-3002 研究主要探索了蛋白酶体抑制剂硼替佐米联合利妥昔单抗、多柔比星、环磷酰胺和泼尼松（VR-CAP）的疗效，该方案在 MCL 一线治疗时显示出较好的疗效。该研究显示，R-CHOP 组的中位 PFS 为 16.1 个月，而 VR-CAP 组为 30.7 个月。SWOG S0601 研究评估了在 R-CHOP 诱导治疗基础上加入硼替佐米，并对至少病情稳定的患者进行硼替佐米维持治疗的效果。结果显示患者的 PFS 为 28%，OS 为 66%，最常见的非血液学毒性之一是诱导和维持期间的 1 级或 2 级感觉神经病变（57%）。一项多中心研究（E1411）（NCT01415752）拟评估在诱导化疗期进行 BR 联合硼替佐米治疗，后口服来那度胺维持治疗的效果。目前已经完成入组，但结果尚未公布。

来那度胺是一种免疫调节剂，已在 MCL 的诱导治疗中显示出较好的疗效。Ruan 等的研究结果显示来那度胺与利妥昔单抗联合的无化疗方案在 MCL 中的反应率为 92%，中位无进展生存期尚未达到，2 年 OS 为 97%。这种联合治疗的相对耐受性良好，3 ～ 4 级毒性事件发生率较低。另外，一线治疗使用来那度胺联合利妥昔单抗和伊布替尼的临床研究正在进行中（NCT032307）。

八、复发 / 难治性 MCL 的新型治疗

在复发 / 难治性 MCL 的治疗中，多药联合化疗并未显示出比靶向治疗更高的反应率。异基因干细胞移植在特定的复发 / 难治性患者中显示出了较好的疗效，5 年 OS 为 62% ～ 73%；然而仍观察到较高的移植相关死亡率，5 年内死亡率为 24%。此外，并非所有患者都适合进行异基因干细胞移植，特别是确诊年龄偏大的 MCL 患者。

已证实 B 细胞受体复合体在 MCL 的生存和增殖中发挥重要作用。BTK 是 BCR 通路中的一个重要激酶，已成为复发 / 难治性 MCL 的研究热点。伊布替尼是一种不可逆的 BTK 抑制剂，它结合在 BTK 的磷酸化激活位点上。研究结果显示其 ORR 为 68%，2 年 PFS 约为 30%，基于此伊布替尼被 FDA 批准用于复发 / 难治性 MCL 的治疗。伊布替尼的起效时间是 2 ～ 5 个月，并且随着药物暴露时间延长而改善。最近对 SPARK、RAY、PCYC-1104 和 CAN3001 试验进行汇总分析，这些均为评估伊布替尼单药在复发 / 难治性 MCL 中的疗效和安全性的研究，随访 3.5 年，显示其中位 PFS 为 13 个月，5 年 OS 为 37%。此外，在其他几项回顾性研究中发现伊布替尼的疗效优势在于早线使用。但也有约 1/3 的患者对伊布替尼原发耐药，中位反应时间为 1.5 年。已被证实伊布替尼的耐药提示临床预后不良，患者大多数对挽救化疗同样疗效欠佳。

伊布替尼总体上耐受性良好，最常见的不良反应是腹泻、疲乏和咳嗽，严重的不良事件主要包括出血和心房颤动。Rule 等的汇总分析显示，伊布替尼出血的累计发生率为 7.3%，心房颤动的发生率为 5.9%，随着观察时间延长这些不良事件的发生率有所下降。

最近获得 FDA 批准的第二代 BTK 抑制剂是阿卡替尼，其与伊布替尼相比，心房颤动和出血 / 血小板减少的发生率更低，并且在临床试验中阿卡替尼的反应率优于伊布替尼。不过，伊布替尼临床试验中入组患者疾病负荷更大和难治性患者比例更高。最后，新的 BTK 抑制剂替拉布替尼（ONO-GS 4059）和泽布替尼（BGB-3111）正在进行早期临床试验，期待更多的临床数据提供支持。

BTK 激活后，下游信号通过 PI3K/AKT/mTOR 途径激活 mTOR 和 NF-κB 通路。替西罗莫司是一种 mTOR 抑制剂，在一项Ⅲ期研究中显示替西罗莫司对 MCL 的 ORR 为 22%，缓解持续时间（duration of response，DOR）为 7.1 个月。与利妥昔单抗联合使用后，替西罗莫司的 ORR 提高到 59%，对利妥昔单抗耐药患者同样有效。与伊布替尼相比，替西罗莫司 PFS 较差（14.6 个月 vs. 6.2 个月），且耐受性较差，这使得替西罗莫司作为单一药物在 MCL 中的疗效尚欠佳。

通过激活 AKT 通路，BTK 活化最终导致 NF-κB 信号通路的激活。免疫调节剂具有多种作用，其中包括限制 NF-κB 转位进入细胞核来抑制 NF-κB 的激活。来那度胺作为一种免疫调节剂，已被证实单药使用对复发 / 难治性 MCL 有效。在 EMERGE 研究中，单药来那度胺在接受过多线治疗的患者中的 ORR 为 28%，中位 DOR 为 16.6 个月，PFS 为 4 个月。SPRINT 试验比较了来那度胺与研究者选择的化疗方案，结果显示来那度胺组改善了 PFS（中位 PFS 为 8.6 个月 vs. 5.4 个月）。在 MAGNIFY 试验中，来那度胺联合利妥昔单抗治疗复发性 MCL 患者的 ORR 为 54%。一项观察性研究 MCL-004 分析了既往经伊布替尼治疗失败的 MCL 患者使用来那度胺单药或与其他药物联合治疗的疗效，结果显示 ORR 为 29%，中位 DOR 为 20 周。此外，当与苯达莫司汀和利妥昔单抗联合使用时，来那度胺的中位 PFS 为 20 个月，24 个月 OS 为 67%。

硼替佐米是一种具有多种生物学功能的蛋白酶体抑制剂，包括抑制细胞周期的蛋白质，诱导细胞凋亡和细胞死亡，并已被证实在 MCL 中具有较好的疗效。Ⅱ期试验 PINNACLE 评估了硼替佐米在复发 / 难治性 MCL 患者中的疗效，结果显示 ORR 为 33%，中位 DOR 为 9.2 个月，OS 为 23.5 个月。与仅接受 CHOP 治疗的患者（中位 OS 为 11.8 个月）相比，硼替佐米与 CHOP 联合治疗组的 ORR 为 82.6%，中位 OS 为 35.6 个月。

BCR 信号通路的下游是 PI3K，是调控 MCL 的存活和增殖的重要激酶。艾德拉尼是一种口服的 PI3Kδ 抑制剂，在 MCL 的早期Ⅰ期研究中显示其 ORR 为 40%。第二代 PI3K 抑制剂 copanlisib 同时具有 α 和 δ 双重抑制作用，在早期Ⅱ期试验中显示出有效性，ORR 为 63.5%。

维奈克拉是一种抗凋亡蛋白 BCL-2 抑制剂，在 MCL 中显示出 75% 的高反应率和 21% 的 CR，中位 PFS 为 14 个月，12 个月的 OS 为 82%，患者持续有效时间长达 2.5 年。Tam 等在针对复发 / 难治性 MCL 患者的一项Ⅱ期研究中探索了维奈克拉联合伊布替尼治疗方案的疗效，16 周内显示出非常好的疗效，ORR 为 71%，63% 的患者获得完全缓解。8 个月的生存率估计为 81%，总体耐受性良好，最常见的不良反应为疲劳和腹泻。

MCL 的特点是 11 号和 14 号染色体的平衡易位，导致 cyclin D1 表达增加，因此抑制该途径将是潜在治疗靶点。palbociclib 是一种口服周期蛋白依赖性激酶（cyclin dependent kinase，

CDK）4/6 抑制剂，目前已获批用于转移性雌激素受体阳性乳腺癌，其单药在 MCL 患者中有效率相对较低，ORR 为 18%。其他 CDK 抑制剂在 MCL 中的研究正在进行中。在一线治疗失败的复发 MCL 患者中，伊布替尼和 palbociclib 联合治疗后 18 例患者中有 8 例获得 CR，1 年 PFS 为 68%。AT7519M 是一种靶向多种激酶的 CDK 抑制剂，在 MCL 中的 ORR 为 27%。目前临床试验中用于复发 / 难治性 MCL 的新型靶向药物的相关数据已汇总在表 5.2 中。

表 5.2　新型药物在复发 / 难治性套细胞淋巴瘤中的疗效及生存数据

药物	入组人数（n）	中位年龄	既往治疗中位数（n）	ORR（%）	CR（%）	PFS（月）	OS（月）
伊布替尼	115	68	3	68	21	13.9	NR
阿卡替尼	124	68	2	81	40	NR	NR
替西罗莫司	162	67	3	22	2	4.8	12.8
来那度胺	134	67	4	28	7.5	4.0	19
硼替佐米	155	65	1	32	8	6.5	23.5
艾德拉尼	40	69	4	40	5	3.7	NR
维奈克拉	28	72	3	75	21	14	NR

注：ORR. 客观缓解率；CR. 完全缓解率；PFS. 无进展生存期（月）；OS. 总生存期（月）；NR. 研究发表时未达到

最后，CAR-T 细胞疗法正在研究中，但目前仅用于复发 / 难治性 MCL，这种治疗在 MCL 中的疗效尚有待更多研究数据的支持。

九、一线和复发 / 难治性 MCL 的推荐治疗

MCL 缺少标准治疗且无法治愈，因此首选治疗推荐参加临床试验。虽然 MCL 没有标准的诱导治疗，但大剂量阿糖胞苷是一线治疗方案的基石。本中心对于需要强诱导化疗的患者，更倾向于使用 4 个周期的 R-DHAX（奥沙利铂代替顺铂）治疗。与顺铂相比，该方案改善了肾脏耐受性，且生存率无差异。根据 LyMA 的研究结果，患者后续可接受自体干细胞移植和利妥昔单抗维持治疗 3 年。对于不适合强诱导化疗的患者，如果没有合适的临床试验，则优选苯达莫司汀和利妥昔单抗的联合治疗。在虚弱的 MCL 患者中，建议考虑来那度胺联合利妥昔单抗或利妥昔单抗联合苯达莫司汀和阿糖胞苷的中等强度诱导治疗。

在 MCL 复发时，首选参加临床试验。否则，应该尽早使用 BTK 抑制剂以提高疗效。伊布替尼和阿卡替尼的选择取决于患者的合并症和疾病特点。然而伊布替尼易出现耐药，耐药后的治疗可选择其他药物，包括来那度胺和维奈克拉等（表 5.1）。

（贺怡子　曾若兰　周　辉　译）

第 6 章 原发纵隔 B 细胞淋巴瘤的当前和新型治疗策略

Christin B. DeStefano，Kieron Dunleavy，and Catherine Lai

一、引言

原发纵隔 B 细胞淋巴瘤（primary mediastinal B-cell lymphoma，PMBCL）是起源于胸腺 B 淋巴细胞的侵袭性 NHL。PMBCL 与经典结节硬化型 HL 具有相同的临床和生物学特征。PMBCL 首次在 1980 年的病例系列中被报道，2001 年，PMBCL 首次在 WHO 淋巴瘤分类中被确认为一种独立的临床病理亚型。本章概述了 PMBCL 的流行病学、发病机制、标准管理和新兴治疗策略。

二、流行病学

PMBCL 发病率较低，约占所有 NHL 的 2.4%。基于 SEER 的数据分析，年龄调整后的年发病率为 0.4/100 万人，在过去的 10 年中，PMBCL 的发病率有逐年增加的趋势，但是具体原因尚未明确。PMBCL 好发于 30 ～ 40 岁的年轻女性，尽管女性比男性更容易受到影响，但激素因素似乎并没有在 PMBCL 的风险或发病机制中发挥作用。除了性别，唯一已知的其他风险因素是 MLL 基因的种系突变遗传（5533C ＞ A）。

三、临床表现

大多数患者会出现由于前纵隔巨大肿块压迫所致的全身性和局部症状，如胸部不适、咳嗽和呼吸困难。上腔静脉综合征、胸腔积液和心包积液并不罕见，在晚期病例中，患者可能会出现心脏压塞。具有大肿块（直径≥ 10cm）的患者可能会出现肿瘤溶解综合征。骨髓和膈下受累是比较少见的，但有时会在初诊时出现。复发的 PMBCL 通常会累及结外器官，如肝、胃肠道、肾、卵巢和中枢神经系统等。

四、病理学和基因表达

PMBCL 由形态上类似成中心细胞、中心细胞和不太常见的免疫母细胞的中等至大 B 淋巴细胞组成。在形态学上，PMBCL 与 HL 相似，都有硬化背景和偶见的 RS 细胞。然而，PMBCL 又与 HL 不同，HL 的特征性免疫表型是 CD15 和 CD30 强阳性，B 细胞标志物表达弱至阴性；而 PMBCL 的特征是 CD15 阴性，CD30 点状表达或弱表达，以及常见 B 细胞抗原（包括 CD20 和 CD79a）的强表达。PMBCL 也不同于纵隔灰区淋巴瘤，后者具有介于 PMBCL 和 HL 之间的形态学和免疫组织化学特征。促使胸腺 B 细胞形成该实体而非其他实体的因素尚未完全清楚。基因表达研究显示，PMBCL 和 HL 之间超过 1/3 的过表达基因存在重叠，包括 PD-L2。除了重叠的基因表达之外，PMBCL 和 HL 还共享失调的 JAK-STAT 和 NF-κB 信号通路及“免疫豁免”表型，通过 9p.24 扩增表现为 MHC Ⅰ/Ⅱ类下调和 PD-L1 上调，从而导致免疫原性降低和“免疫豁免”。

五、诊断

前纵隔肿块的鉴别很广泛，包括 PMBCL、其他类型的 NHL、HL、胸腺瘤、胸腺癌、胸腺囊肿、生殖细胞肿瘤（包括畸胎瘤）和异位甲状腺组织。因此，为了确诊 PMBCL，需要进行组织活检。由于位置的原因，切除或穿刺活检可能无法进行，或者由于纤维化和（或）坏死而无法诊断。因此，在某些情况下，可能需要通过纵隔镜或胸腔镜进行手术活检。

六、分期

Lugano 分期标准包括所有 NHL 的分期和临床疗效评估。与 Ann Arbor 相比，Lugano 将氟脱氧葡萄糖（fluorodeoxyglucose，FDG）PET/CT 扫描纳入初始评估和疗效评估中。由于 PMBCL 很少累及骨髓，因此不需要通过骨髓活检来完成分期。无论病灶是局限的还是广泛的，所有患者都会接受晚期治疗策略。

七、检查

与所有侵袭性 NHL 一样，PMBCL 需要完整的病史采集和体格检查，实验室检查包括全血细胞计数和分类、生化全项（complete metabolic panel，CMP）、乳酸脱氢酶、肿瘤溶解试验、HIV 检测和病毒性肝炎血清学检测，以及 FDG-PET/CT 扫描。中枢神经系统受累比较少见，故只有出现神经功能缺损时才考虑脑成像。所有患者在接受含蒽环类药物治疗前都需要进行超声心动图检查。

八、预后

PMBCL 的预后非常好，根据 SEER-18 数据库，5 年相对生存率为 86%。与其他 NHL 不同，国际预后指数不能预测利妥昔单抗时代的 PMBCL。然而，有研究报道，年龄＞38 岁、有胸腔或心包积液、有全身症状和体能状态差与不良预后相关。治疗结束时 PET 扫描阴性也可作为预后指标，可识别复发风险极低的患者。复发 / 难治性 PMBCL 患者的预后较差，其预后不如复发 / 难治性 DLBCL。因此，优化一线治疗至关重要。

九、一线治疗

由于 PMBCL 患者多较年轻，故往往能很好地耐受治疗，与许多其他侵袭性淋巴瘤一样，PMBCL 也具有很高的治愈率。由于复发 / 难治性 PMBCL 预后较差，因此最佳的一线治疗策略必须同时兼顾疗效和与治疗相关的近远期不良反应。已发表的关于 PMBCL 一线治疗的研究仅限于单臂研究、回顾性研究或 NHL 大型研究的亚组分析，如表 6.1 所示。尽管 PMBCL 已

表 6.1　新发 PMBCL 的研究

作者	研究类型	患者数量	方案	接受放疗	CR（%）	RFS（%）	OS（%）
Lazzarino 等	病例系列	30	CHOP ± RT	所有 CR	36	72[a]（3 年）	36[a]（3 年）
			V/MACOP-B ± RT		73		
Todeschini 等	回顾	138	CHOP ± IFRT	76% CR	51	39（5 年）	NR
			V/MACOP-B ± IFRT		80	76（5 年）	NR
Mazzarotto 等	回顾	53	ProMACE-MOPP，V/MACOP-B+IFRT	100%	38	93（5 年）	86（5 年）
Zinzani 等	回顾	426	CHOP/CHOP-B ± IFRT	所有 CR，84% 为 PR	61	33（10 年）	44（10 年）
			V/MACOP-B/ProMACECytaBOM ± IFRT		79	67（10 年）	71（10 年）
			HDC/ASCR		75	78（10 年）	77（10 年）
Savage 等	回顾	153	MACOP-B	总计 39%	N/A	N/R	87[b]（5 年）
			CHOP		N/A	N/R	71[b]（5 年）
			R-CHOP		N/A	N/R	82（5 年）
Rieger 等	前瞻性 Ⅲ 期研究的亚组分析	87	CHOP	67.40%	54	52（3 年）	78（3 年）
			R-CHOP	72.80%	80	78（3 年）	89（3 年）
Zinzani 等	回顾	45	R+V/MACOP-B+ 放疗	100%	80	88（5 年）	80（5 年）
	回顾	95	R-VACOP-B	无	N/A	83[c]（5 年）	97（5 年）
			R-CHOP21		N/A	69[c]（5 年）	
			VACOP-B		N/A	62（5 年）	88（5 年）
			CHOP21		N/A	20（5 年）	

续表

作者	研究类型	患者数量	方案	接受放疗	CR（%）	RFS（%）	OS（%）
Soumerai 等	回顾	63	R-CHOP ± 放疗	77%	79	68（5 年）	79（5 年）
Vassilakopoulos 等	回顾	76	R-CHOP ± 放疗	76%	N/A	81（5 年）	89（5 年）
Ahn 等	回顾	21	R-CHOP ± 放疗	57%	N/A	79（3 年）	83（5 年）
	前瞻性 Ⅲ 期研究的亚组分析	50	R-CHOP14 或 21 ± 放疗	58%	43	80（5 年）	84[d]（5 年）
Dunleavy 等	前瞻性 Ⅱ 期研究	51	DA-EPOCH-R	4%	N/A	93（5 年）	97（5 年）
Giulino-Roth 等	回顾	156	DA-EPOCH-R	15%	N/A	86（5 年）	95（5 年）
Shah 等	回顾	132	DA-EPOCH-R	59%	84	NR	89（2 年）
			R-CHOP	13%	70	NR	91（2 年）

注：NR. 未报告；[a] 包括全部队列；[b] 生存率差异仅在 MACOP-B 和 CHOP 之间显著；[c]R-MACOP-B 和 R-CHOP 之间的 PFS 差异不显著；[d]R-CHOP14 比 R-CHOP21 有改善 OS 的趋势

在近 40 年前首次被描述，但由于其罕见性，目前还没有任何前瞻性随机对照试验来指导治疗。尽管研究很少，但 R-CHOP 化疗（利妥昔单抗联合环磷酰胺、多柔比星、长春新碱和泼尼松）联合纵隔巩固性放疗在历史上一直是一种标准方法。

在利妥昔单抗联合 CHOP 获批之前，多项研究评估了其治疗强度对 PMBCL 预后的影响，发现剂量强度与更好的治疗预后相关。例如，MACOP 或 VACOP-B（甲氨蝶呤联合甲酰四氢叶酸解救或依托泊苷联合多柔比星、环磷酰胺、长春新碱、泼尼松和博来霉素）和 ProMACE-CytaBOM（环磷酰胺、多柔比星、依托泊苷、博来霉素、长春新碱、甲氨蝶呤和泼尼松）等高强度化疗方案与 CHOP 对比，有更好的反应率和长期生存率。同样，与 CHOP 相比，高剂量化疗后自体干细胞移植（high-dose chemotherapy followed by autologous stem cell rescue，HDC/ASCR）获得了更好的 CR（75% vs. 61%）、10 年 PFS（78% vs. 35%）及 10 年 OS（77% vs. 44%）。

利妥昔单抗被批准治疗 NHL 缩小了 CHOP 和高强度化疗方案之间的疗效差距。在Ⅲ期 MabThera 国际试验（MInT）对 PMBCL 患者的亚组分析中，利妥昔单抗联合 CHOP 化疗将 CR 从 54% 提高到 90%（P=0.015），3 年 EFS 从 52% 提高到 78%（P=0.012），3 年 OS 从 78% 提高到 89%（P=0.158），同时将疾病进展（progressive disease，PD）的发生率从 24% 大幅降低到 2.5%（$P < 0.001$）。另一项包括 80 例未经选择的 PMBCL 患者的回顾性研究显示，在基于 CHOP 的方案中加入利妥昔单抗，10 年 PFS 从 67% 提高到 95%，10 年 OS 从 72% 提高到 92%。然而，在高强度方案中加入利妥昔单抗并没有改善预后。在一项意大利的回顾性研究中，接受 R-MACOP-B 治疗的 PMBCL 患者，CR 为 80%，预计 5 年 OS 为 80%。这与利妥昔单抗前时代使用 MACOP-B 治疗的历史对照组相比没有什么不同。同样，与 R-CHOP 相比，R-VACOP-B 没有产生更好的 5 年 PFS 或 OS。针对这些研究结果，人们普遍认为，将利妥昔单抗纳入 PMBCL 的一线治疗，可以消除对比 CHOP 更高强度化疗方案的需求。

尽管在利妥昔单抗出现之前，受累野巩固放疗在 PMBCL 的治疗中发挥着关键作用，但目前还没有任何研究证明其生存获益。此外，20% ～ 25% 的患者在接受 R-CHOP 和纵隔巩固性放疗后会出现复发或原发性难治性疾病。放疗的近期和远期毒性并非无关紧要，如骨髓毒性、加速冠状动脉疾病、乳腺癌、甲状腺癌和治疗相关髓系肿瘤的风险增加，其中一些可在初始治疗后 40 年发生。由于放疗具有长期风险，并且似乎不会影响生存率，因此其他研究评估了不进行放疗或通过成像来指导是否进行放疗的情况。

十、疗效评估

治疗后前纵隔肿块残留非常常见，通常是由初始肿瘤病灶的纤维化、硬化或坏死所致。然而，仅凭 CT 扫描很难区分残余病变和纤维化。几项研究使用 5 分 Deauville 评分系统评估了治疗结束后 PET 成像在 PMBCL 中的作用，结果显示该检测方法与治疗失败的高阴性预测值相关。具有里程碑意义的前瞻性Ⅱ期 IELSG 26 研究表明，使用肝摄取作为临界值（Deauville 1 ～ 3 vs. 4 ～ 5），在接受利妥昔单抗和蒽环类药物治疗方案后，能有效地将患者分为治疗失败的低风险组和高风险组，5 年 PFS 分别为 99% 和 68%，OS 为 100% 和 83%。经 DA-EPOCH-R 方案治疗结束后的 PET 成像与非常好的阴性预测值 100% 相关，进一步支持了治疗结束后 PET 扫描阴性可以识别复发风险较低的患者。

IELSG 26 研究中的大多数患者接受了纵隔放疗；因此，基于治疗结束后的 PET 扫描阴性结果，尚不清楚是否可以通过省略放疗来“降级”治疗。一项来自加拿大的由 Savage 等进行的回顾性研究显示，R-CHOP 治疗结束后 PET 阳性的患者接受了巩固放疗，而 PET 阴性的患者没有接受。使用风险调整的巩固放疗，5 年进展时间（78% vs. 83%，P=0.735）或 OS（88.5% vs. 95%，P=0.271）与不进行巩固放疗组没有差异，支持了低风险患者不进行放疗是安全可行的。这一结论在正在进行的Ⅲ期 IELSG-37 研究中进行了前瞻性测试，在接受利妥昔单抗和蒽环类药物治疗后，经 PET 扫描达到完全代谢缓解的患者省略了巩固放疗（NCT01599559）。

治疗结束后 PET 扫描的假阳性率约为 40%，通常是由于炎症引起的。为了减少由于胸腺摄取引起的假阳性，应在接受化疗或骨髓生长因子支持后 6 ～ 8 周和接受放疗后 12 周进行检查。尽管共识指南建议治疗结束后 PET 扫描呈阳性的患者考虑活检，但这会使患者面临潜在的不必要的手术。有一些数据支持使用连续的 PET 成像来区分真正的难治性疾病和假阳性疾病，因为前者将表现出持续的 FDG 亲和力，而后者将随着时间的推移而改善。

十一、复发 / 难治性 PMBCL 的治疗

对于复发 / 难治性 PMBCL，没有公认的标准治疗方法。复发 / 难治性 PMBCL 患者的预后较差，不如复发 / 难治性 DLBCL，对挽救性化疗的反应较差（25% vs. 48%，P=0.01），2 年 OS 也较差（15% vs. 34%，P=0.018）。HDC/ASCR 可能是对化疗敏感的晚期复发（≥ 12 个月）患者的一个好的选择，但是对于原发难治性或化疗耐药的早期复发患者可能无获益。原发难治性或早期复发患者的预后特别差，MS 约为 6 个月，因此需要寻求更好的治疗方法。虽然可以利用异基因移植，但有限的回顾性数据表明，其益处很小，移植相关死亡率很高。表 6.2 列出了已发表的关于复发 / 难治性 PMBCL 治疗的研究。

表 6.2　复发 / 难治性 PMBCL 治疗的研究

作者	研究类型	患者数量（例）	方案	CR（%）	RFS（%）	OS（%）
Neelapu 等	Ⅱ期研究	24	自体抗 CD19 CAR-T 细胞	71	NR	NR
Zinzani 等	Ⅰb 期研究	18	帕博利珠单抗	12	NR	NR
Zinzani 等	Ⅱ期研究	15	维布妥昔单抗	0	NR	NR
Jacobsen 等	Ⅱ期研究	6	维布妥昔单抗	17	NR	NR
Aoki 等	回顾	44	HDC/ASCR	64	61（4 年）	70（4 年）
Avivi 等	回顾	44	HDC/ASCR- 化疗敏感者	NR	64（3 年）	85（3 年）
		24	HDC/ASCR- 化疗难治性者	NR	39（3 年）	41（3 年）
Khouri 等	回顾	17	异基因移植	3 年 PFS 和 OS 为 41% 和 46%	41（3 年）	46（3 年）

注：NR. 未报告；CAR-T 细胞 . 嵌合抗原受体 T 细胞；HDC/ASCR. 高剂量化疗后自体干细胞移植

十二、未经治疗的 PMBCL 的新方法

为了省略纵隔放疗，美国国家癌症研究所进行了一项前瞻性Ⅱ期研究，评估了输注剂量调整的依托泊苷、多柔比星和环磷酰胺联合长春新碱、泼尼松和利妥昔单抗（DA-EPOCH-R）以

及骨髓生长因子支持治疗未经治疗的 PMBCL 的疗效。入组了 51 例患者，中位年龄为 30 岁，59% 为女性。该研究中的许多患者都有高危因素：65% 患有大肿块，53% 患有结外病变，47% 患有胸腔积液，29% 为Ⅳ期疾病。所有患者的恶性细胞都表达 CD20。中位随访 63 个月后，EFS 和 OS 分别为 93% 和 97%。18 例患者治疗结束后 PET 呈阳性（研究将其定义为 Deauville 3 ～ 5），其中只有 3 例患者确诊为残余病灶，并有 2 例患者接受了纵隔放疗。在研究周期中，有 13% 的患者因发热性中性粒细胞减少症住院，没有出现心脏毒性事件。尽管没有直接与 R-CHOP 和巩固放疗进行对比，但本研究结果表明，更高强度的化疗可以有很高的反应率，也支持在一线治疗中省略放疗。一项回顾性研究评估了一线 DA-EPOCH-R 治疗 PMBCL 的疗效，包括 156 例成人和儿童，其中 14.9% 接受了放疗。3 年 EFS 和 OS 分别为 85.9% 和 95.4%，75% 的患者在治疗结束时 PET 扫描呈阴性，这与 EFS 的改善相关。尽管 DA-EPOCH-R 从未与标准 R-CHOP 联合巩固放疗进行过前瞻性比较，但一项涉及 132 例患者的多中心回顾性分析比较了这两种一线治疗方法，并报告说 DA-EPOCH-R 的接受者接受放疗的可能性较低（13% vs. 59%），CR 较高（84% vs. 70%，P=0.046）。R-CHOP 组和 DA-EPOCH-R 组的 2 年 OS 相似，分别为 89% 和 91%。DA-EPOCH-R 与 40 岁以下女性患者的不孕率相对较低有关，考虑到该疾病的患者人口统计学特征，这一点很重要。

十三、复发和难治性患者的新方法

（一）免疫治疗

鉴于 PMBCL 的“免疫豁免”表型及其与经典 HL 的相似性，目前正在探索免疫治疗在 PMBCL 治疗中的作用。骨髓移植是最古老的免疫治疗，CAR-T 细胞和检查点抑制剂等新疗法似乎很有前景。下面提到的免疫疗法是新颖的，因此，尚不清楚如何最好地将这些疗法与传统治疗方法结合或排序。

1. CAR-T 细胞　CAR-T 细胞对复发 / 难治性急性淋巴细胞白血病和 DLBCL 患者产生了巨大的影响，最近获得了 FDA 对 PMBCL 的全面批准。CAR-T 细胞是自体来源的细胞毒性 T 淋巴细胞，经过离体工程改造，整合了肿瘤抗原识别部分和 T 细胞信号结构域。由于 PMBCL 的特征是免疫耗竭，并表达免疫原性 CD19 抗原，因此，CAR-T 细胞已被研究用于 PMBCL。Ⅱ期 ZUMA-1 研究评估了抗 CD19 CAR-T 细胞阿基仑赛注射液的疗效，包括难治性 DLBCL（队列 1）和 PMBCL 或转化型滤泡性淋巴瘤（队列 2）的患者。在进行白细胞分离并制造 CAR-T 细胞后，患者接受了由氟达拉滨和环磷酰胺组成的固定低剂量诱导方案，然后每千克体重接受 200 万个 CAR-T 细胞。在纳入研究的 111 例患者中，有 8 例 PMBCL 患者。从白细胞分离到输注 CAR-T 细胞的中位时间为 17 天。在队列 2 中，ORR 为 83%，其中包括 71% 的 CR。使用托珠单抗或皮质类固醇未对反应产生不利影响。在 18 个月的随访中，约 50% 的患者仍然活着。最常见的药物相关不良事件是血细胞减少症、细胞因子释放综合征和神经毒性，后两者已发布 FDA 黑框警告。基于 ZUMA-1 的研究结果，FDA 完全批准了阿基仑赛注射液用于复发 / 难治性大 B 细胞淋巴瘤，包括之前接受过至少两种系统治疗的 PMBCL。

2. 检查点抑制剂　PMBCL 的免疫特权表型为免疫检查点抑制剂的使用提供了机会。高达 100% 的 PMBCL 病例与 PD-L1 表达增强有关，这是由于约 50% 病例的 9p24.1 增加和约 20% 病例的 PD-L1/L2 基因座重排。Ⅰb 期 keynote-013 研究评估了抗 PD-1 抗体帕博利珠单抗治疗复发 / 难治性 PMBCL 的疗效。18 例患者被纳入研究并接受治疗，中位年龄为 30 岁，70% 以上为女性。这些患者接受了多线治疗——中位数为 3 次既往治疗，1/3 的患者接受了 HDC/ASCR 治疗，近 2/3 的患者接受了放疗。61% 的患者出现了 1 ～ 2 级毒性，包括甲状腺功能减退、腹泻、恶心和疲劳。异基因移植后只有 2 例出现 3 ～ 4 级毒性，包括中性粒细胞减少症和静脉闭塞性疾病。ORR 为 41%，其中包括 2 例达到 CR 的患者。中位随访 11.3 个月后，未达到中位缓解持续时间。随后的一项 Ⅱ 期研究证实了帕博利珠单抗对复发 / 难治性 PMBCL 患者的类似治疗效果，从而获得了 FDA 药物批准（NCT02576990）。

（二）CD30 单抗治疗

大多数 PMBCL 病例高表达 CD30，因此有科学依据表明 CD30 靶向治疗可能是有效的。尽管抗 CD30 抗体药物偶联物 BV 成功用于经典 HL、系统性和原发性皮肤间变性大细胞淋巴瘤和蕈样肉芽肿病，但根据两项 Ⅱ 期研究的结果，该药物不能单药治疗 PMBCL。第一项是意大利的研究，评估了标准剂量 BV 治疗复发 / 难治性 CD30+ PMBCL 的安全性和有效性。入组了 15 例患者，中位年龄为 29 岁，大多数为女性。既往治疗的中位数为 3 次，超过 50% 的患者接受过 HDC/ASCR 和放疗。ORR 为 13.3%，包括持续时间不到 3 个月的所有部分缓解。40% 的患者出现了药物相关不良事件，主要包括 1 ～ 2 级周围神经病变、心房颤动、氨基转移酶升高和贫血。第二项研究是一项 Ⅱ 期试验，评估 BV 对 CD30 表达可变的 DLBCL 的疗效，包括 6 例 PMBCL 患者。对 BV 治疗有反应的患者，只有 1 例达 CR，ORR 为 17%。PMBCL 和其他表达 CD30 的淋巴瘤对 BV 治疗效果的差异可能与 CD30 表达的特征有关。尽管大多数 PMBCL 病例与 CD30 过表达有关，但高达 1/3 的病例不表达 CD30。在那些确实表达 CD30 的细胞中，表达通常处于低水平，并且可能非常异质。

十四、临床试验

表 6.3 列出了正在进行的未经治疗和复发 / 难治性 PMBCL 的临床试验。

表 6.3　正在进行的 PMBCL 临床研究

治疗	研究类型	条件	临床试验编号
纵隔放射治疗	Ⅲ期研究	未经治疗的 PMBCL 在化疗后达到 CMR	NCT01599559
DA-EPOCH-R	Ⅱ期研究	未经治疗的儿童和青少年 PMBCL	NCT01516567
帕博利珠单抗	Ⅱ期研究	R/R PMBCL	NCT02576990
自体抗 CD19 CAR-T 细胞 + 度伐利尤单抗	Ⅰ期研究	R/R NHL，包括 PMBCL	NCT02706405
自体抗 CD19 CAR-T 细胞	Ⅰ期研究	R/R DLBCL、PMBCL、3B 级 FL、MCL	NCT02631044
纳武利尤单抗 + 伐立鲁单抗	Ⅱ期研究	R/R NHL，包括 PMBCL	NCT03038672
伊布替尼 + 帕博利珠单抗	Ⅰ期研究	R/R NHL，包括 PMBCL	NCT02950220
伏立诺他 + 帕博利珠单抗	Ⅰ期研究	R/R NHL，包括 PMBCL	NCT03150329
吉西他滨 / 长春瑞滨 / 多柔比星 + PD-1 抗体 ± 低剂量地西他滨	Ⅰ / Ⅱ期研究	R/R PMBCL	NCT03346642

续表

治疗	研究类型	条件	临床试验编号
苯达莫司汀＋利妥昔单抗＋伊布替尼	Ⅱ期研究	R/R NHL，包括 PMBCL	NCT02747732
奥妥珠单抗 +ICE	Ⅱ期研究	R/R CD20+ B 细胞 NHL	NCT02393157
来那度胺 +R-ICE	Ⅰ/Ⅱ期研究	R/R DLBCL，包括 PMBCL	NCT02628405
艾德拉尼 +R-ICE	Ⅰ期研究	R/R DLBCL 和 PMBCL	NCT03349346
Tazemetostat	Ⅰ/Ⅱ期研究	R/R B 细胞 NHL，包括 PMBCL	NCT01897571

注：R/R. 复发 / 难治性；CMR. 完全代谢缓解；NHL. 非霍奇金淋巴瘤；DLBCL. 弥漫大 B 细胞淋巴瘤；FL. 滤泡性淋巴瘤；MCL. 套细胞淋巴瘤

（一）巩固放疗

为了确定是否可以省略纵隔巩固放疗，2012 年开始进行的 IELSG-37 Ⅲ期研究（NCT01599559），正在招募接受基于利妥昔单抗的化疗方案（包括 CHOP-14 或 CHOP-21、DA-EPOCH、Mega-CHOP、VACOP-B 或 MACOP-B）治疗结束后 PET/CT 扫描阴性的患者。入组者被分配为观察组或总剂量为 30Gy 的三维适形放疗组。本研究的主要和次要终点分别为 PFS 和 OS。值得注意的是，这是迄今为止第一个也是唯一一个关于 PMBCL 的Ⅲ期研究。

（二）小分子抑制剂

鉴于它们在惰性和侵袭性 NHL 中的成功，多个正在进行的早期试验正在评估小分子抑制剂治疗 DLBCL（包括 PMBCL）的疗效。正在进行的研究包括靶向药物与挽救性化疗方案的各种组合，包括口服 BTK 抑制剂伊布替尼与苯达莫司汀和利妥昔单抗的组合（NCT02747732），免疫调节剂来那度胺和 PI3K 抑制剂艾德拉尼与挽救性方案 R-ICE 的联合（NCT02628405，NCT03349346），最后是作为单一疗法的 EZH2 组蛋白甲基转移酶抑制剂他泽司他（NCT01897571）。

（三）免疫疗法

众多临床试验正在评估利用检查点抑制剂进行联合治疗的可行性和有效性。一项正在进行的Ⅱ期研究评估了抗 PD-1 抗体纳武利尤单抗和共刺激 CD27 激动剂伐立鲁单抗联合的效果（NCT03038672）。正在进行的Ⅰ期研究正在评估帕博利珠单抗和伊布替尼（NCT02950220）及组蛋白脱乙酰酶抑制剂伏立诺他（NCT03150329）之间的潜在协同作用。在另一项针对包括 PMBCL 在内的复发侵袭性淋巴瘤患者的早期研究中，Ⅱ型糖工程化抗 CD20 抗体奥妥珠单抗与挽救性化疗方案异环磷酰胺、卡铂和依托泊苷（ICE）联合使用（NCT02393157）。中国的另一项Ⅰ/Ⅱ期研究正在评估吉西他滨、长春瑞滨、多柔比星和无论是否使用低剂量地西他滨预处理的检查点抑制剂的效果（NCT03346642）。

由于检查点抑制剂可以通过抑制 CAR-T 细胞在体外的耗竭来延长其寿命，因此，将这些方案联合使用可能会在体内产生协同免疫毒性。Fred Hutchinson 癌症研究中心的一项Ⅰ期研究（NCT02706405）将评估抗 CD19 CAR-T 细胞与抗 PD-L1 抗体度伐利尤单抗联合使用的安全性和药代动力学特征。在这项研究中，包括 PMBCL 亚型在内的复发 / 难治性 NHL 患者将在第 0 天接受 JCAR014 治疗，然后在第 28 天接受度伐利尤单抗治疗，在没有疾病进展或不可接受毒性的情况下，每 4 周一次，最多 10 次。其他临床试验正在探索用于 NHL 患者（包括 PMBCL）的 CAR-T 细胞疗法，包括Ⅰ期 TRANSCEND-NHL-001 试验，该试验利用 JCAR017 治疗复发 / 难治性 DLBCL、PMBCL、3B 级滤泡性淋巴瘤和套细胞淋巴瘤（NCT02631044）。

总之，鉴于 PMBCL 的强免疫豁免表型，免疫疗法在复发 / 难治性类型中的作用越来越受到认可。除小分子抑制剂和单克隆抗体外，检查点抑制剂和 CAR-T 的组合和序列正在进行早期研究。

（四）临床前研究

鉴于增强的 JAK2 信号转导在 PMBCL 的发病机制中起作用，JAK2 抑制剂可能对治疗有效。对选择性 JAK2 抑制剂菲卓替尼在 PMBCL 和 HL 中的作用进行了体外和体内研究。在细胞系和小鼠异种移植物模型中，JAK2 抑制剂导致细胞增殖减少、凋亡增加，存活率提高，同时 PD-L1 表达减少。有效药物浓度与 9p24.1/JAK2 拷贝数呈负相关。

十五、推荐的治疗方法

（一）一线治疗

两种普遍接受的一线治疗方法包括 6 ～ 8 个周期的 DA-EPOCH-R（不进行放疗）和 R-CHOP（进行巩固放疗）。一线治疗方法应个体化，并考虑患者的年龄、心脏储备、是否适合强化化疗和放疗、放射野外是否存在疾病、胸膜 / 心包积液、大肿块及患者对生育的渴望。鉴于 R-CHOP 的疗效较低和放疗的毒性，应强烈推荐 DA-EPOCH-R。

一旦选择了治疗方法，应监测患者的治疗毒性和疗效评估。应在至少 2 个治疗周期后进行中期 CT 扫描，以确保疾病在治疗中没有进展。应在化疗后至少 6 ～ 8 周和放疗后至少 12 周进行 FDG-PET/CT 检查。如果达到完全代谢缓解，患者应进入随访，通常包括在治疗完成后的 2 年内每 6 个月进行一次病史采集、体格检查和实验室检查（进行或不进行 CT 检查）。

如果在治疗结束时 PET 扫描存在残留的 FDG 摄取性肿块，在临床不怀疑难治性疾病的情况下，在 6 ～ 8 周进行重复 PET 检查以评估其消退情况是合理的。假阳性的 FDG 摄取会随着时间的推移而改善，而残留病变将保持 PET 阳性并增加摄取。如果怀疑存在难治性疾病或重复 PET 成像未正常化，则需要进行组织活检以确认淋巴瘤的存在。

（二）复发 / 难治性 PMBCL 的治疗

由于复发 / 难治性 PMBCL 预示着预后不佳，因此应强烈考虑对所有患者进行临床试验。如果患者不是临床试验候选者，或者没有临床试验可用，那么可以使用挽救性化疗、放疗、HDC/ASCR、CAR-T 细胞、检查点抑制剂和异基因移植的治疗策略。如果病灶仅限于纵隔，且前期未进行放疗，挽救性放疗可以治愈。由于复发 / 难治性疾病可能涉及结外部位，包括胃肠道和中枢神经系统，因此应仔细评估任何胃肠道或神经系统症状。

治疗方法必须考虑患者的年龄、疾病负担、化疗敏感性、是否适合强化疗、是否能够进行 HDC/ASCR 或 CAR-T 疗法及总体护理目标。对于符合移植条件的复发性 PMBCL 患者，其标准方案是挽救性化疗后行 ASCT。对于不适合移植的化疗敏感的患者，应进行挽救性化疗。对于化疗耐药的患者，PD-1 抑制剂是合理的。

根据上述 ZUMA-1 试验，既往至少接受过两线治疗的合格患者可以考虑阿基仑赛注射液，试验显示该人群的缓解率超过了 70%。然而，应答的持续时间尚不清楚，对患者进行人类白细胞抗原（human leukocyte antigen，HLA）分型并将患者转诊至异体移植中心也很重要。

十六、结论

PMBCL 是一种罕见且代表性不强的 NHL 亚型，好发于 30 ～ 40 岁的年轻女性。尽管人们对这一独特的临床病理亚型的认识已有近 40 年，但尚未有任何随机Ⅲ期试验来指导治疗，这凸显了临床试验入组的重要性。尽管缺乏高水平的证据，但在历史上标准的实际治疗为 R-CHOP，随后进行纵隔巩固性放疗。然而，由于放疗的近期和长期毒性，应高度考虑省略放疗的具有高缓解率的较高强度治疗，如 DA-EPOCH-R。此外，治疗结束时的 PET 扫描可以对化疗后的患者进行分层，并有助于选择风险适应的个体化治疗方法。鉴于 PMBCL 的免疫豁免表型，免疫治疗对复发 / 难治性疾病的作用在早期研究中很有前景。

（朱　琳　闻淑娟　译）

第7章 浆母细胞淋巴瘤和原发性渗出性淋巴瘤

Thomas A. Guerrero-Garcia and Jorge J. Castillo

第一节 浆母细胞淋巴瘤

一、引言

浆母细胞淋巴瘤（plasmablastic lymphoma，PBL）的初次描述最早可追溯到约20年前，但因其临床和病理学的复杂性，对于血液科、肿瘤科医师及病理学家仍然存在诸多挑战。PBL是一种罕见的CD20阴性淋巴瘤，其形态学、免疫表型和基因组特征介于侵袭性DLBCL和浆细胞肿瘤之间。肿瘤细胞表达浆细胞标志物，如CD138、CD38和IRF4/MUM1等，而缺乏典型的B细胞标志物，如CD19、CD20或PAX5。PBL发病机制中的关键分子因素包括*MYC*基因重排和EBV编码的RNA（EBV-encoded RNA，EBER）。历史上，这种肿瘤被报道与HIV感染相关。最新研究表明，PBL也可以发生于免疫正常人群。与其他高级别B细胞淋巴瘤一样，约50%的PBL患者存在MYC重排。虽然EBV在PBL发病机制中的作用尚未完全明确，但在大多数情况下，这些肿瘤细胞感染的EBV为潜伏期1型感染。据报道，EBER的阳性检出率在HIV阳性和HIV阴性患者中分别为80%和50%。尽管临床医师和病理学家对PBL的生物学认识有所提高，但其治疗效果和预后情况仍不容乐观。在本章中，将重点讨论PBL治疗的最新研究，并提供全面的新型治疗方法。

PBL的准确发病率尚有待大型流行病学研究确定。既往研究显示，PBL在HIV相关性淋巴瘤患者中的发病率为2%～10%，而在DLBCL患者中不足1%。PBL也见于其他免疫抑制状态，例如移植后、免疫功能正常个体、老年人群及其他淋巴增殖性疾病、浆细胞疾病或自身免疫性疾病的情况中。

虽然PBL的中位确诊年龄在50～60岁，但也有报道显示该病可发生于儿童和老年患者中。HIV相关性PBL主要发生在年轻男性中（男女比例为7 ∶ 1），通常为进展期，且好发于口腔。HIV阴性PBL患者发病时年龄更大（57岁），男女比例为1.7 ∶ 1，进展期比例较低。这与其他关于HIV阴性PBL的病例系列研究结果基本一致。

依据最初的重要报道，PBL主要发生于HIV感染的年轻男性患者，常累及口腔。近期多项病例系列研究显示，口腔仍是HIV相关性PBL患者的常见受累部位。然而，大多数患者无论 HIV 感染状况如何，均伴随结外受累。胃肠道是 PBL 第二常见的受累部位。此外，有多份病例报告显示，PBL 可发生于 CNS、皮肤、副鼻窦、软组织、纵隔、肺、心脏、肝、乳腺和睾丸等部位。据报道，10% ～ 30% 的 PBL 患者存在骨髓受累，40% ～ 60% 存在 B 症状（发热、盗汗及体重下降）。在多个队列中，50% 的病例（包括 HIV 阴性和 HIV 阳性 PBL 患者）都处于疾病晚期（即Ⅲ期或Ⅳ期）。

二、诊断与评估

PBL 的形态学特征为单型性细胞增生，这些细胞呈圆形或椭圆形，并具有浆细胞样特征，常可以观察到核周晕。其背景浸润主要包括小的成熟淋巴细胞，还可能包含凋亡小体、有丝分裂象及可染小体巨噬细胞，呈现出一种“星空”样外观。免疫表型上，PBL 几乎不表达白细胞共同抗原（CD45）或 B 细胞标志物 CD20、CD79a 及 PAX5，而几乎普遍表达浆细胞标志物，如 CD38、IRF4、BLIMP-1 和 CD138。增殖标志物 Ki-67 在肿瘤细胞中表达较高。

EBV 感染与 PBL 的发生有关，PBL 患者中通常可以检测到 EBER。通过荧光或显色原位杂交（in situ hybridization，ISH）法检测 EBER 已成为评估肿瘤细胞中 EBV 基因组是否存在的标准方法。多个研究显示，在 PBL 中 EBER 的检出率可达 50% 或更高。相当比例的 PBL 患者中均可检测到 *MYC* 重排或扩增，所以进行 *MYC* 分子检测也非常重要。MYC 中最常见的易位基因是免疫球蛋白重链基因，即 *c-MYC/IGH* 融合、t（8；14），其发生率为 50% ～ 60%。

PBL 应与其他 CD20 阴性的变异型 DLBCL 相鉴别，特别是腔外 PEL 和 ALK 阳性 DLBCL。*MYC* 基因重排检测有助于区分 PBL 和 ALK 阳性 DLBCL，因为后者缺乏 *MYC* 基因易位。此外，PBL 缺乏 BCL2 和 BCL6 重排，而这在 ALK 阳性 DLBCL 中较为常见。ALK 阳性 DLBCL 极少与 HIV、EBV 或 HHV-8 感染相关。腔外 PEL 很难与 PBL 鉴别，若在患者肿瘤细胞中检测到 HHV-8 基因组，则提示为 PEL 而不是 PBL。PBL、PEL 和 ALK 阳性 DLBCL 的鉴别特征详见表 7.1。一个 PBL 的典型病例如图 7.1 所示。

表 7.1 PBL 的鉴别诊断

	PBL	PEL	ALK 阳性 DLBCL
受累部位	结外	结外	淋巴结
HIV 感染	++	+++	–
EBV 感染	++	+++	–
HHV8 感染	–	+++	–
发病机制	EBV，MYC	HHV8，EBV	ALK
阳性标志物	CD38，IRF4，MYC，CD30+/–	CD38，IRF4，CD30+/–	CD45，CD38，ALK
阴性标志物	CD20，PAX5	CD20，PAX5	CD20，CD30，MYC
增殖率	＞ 90%	＞ 90%	＞ 90%

注：ALK. 间变性淋巴瘤激酶；PBL. 浆母细胞淋巴瘤；PEL. 原发性渗出性淋巴瘤

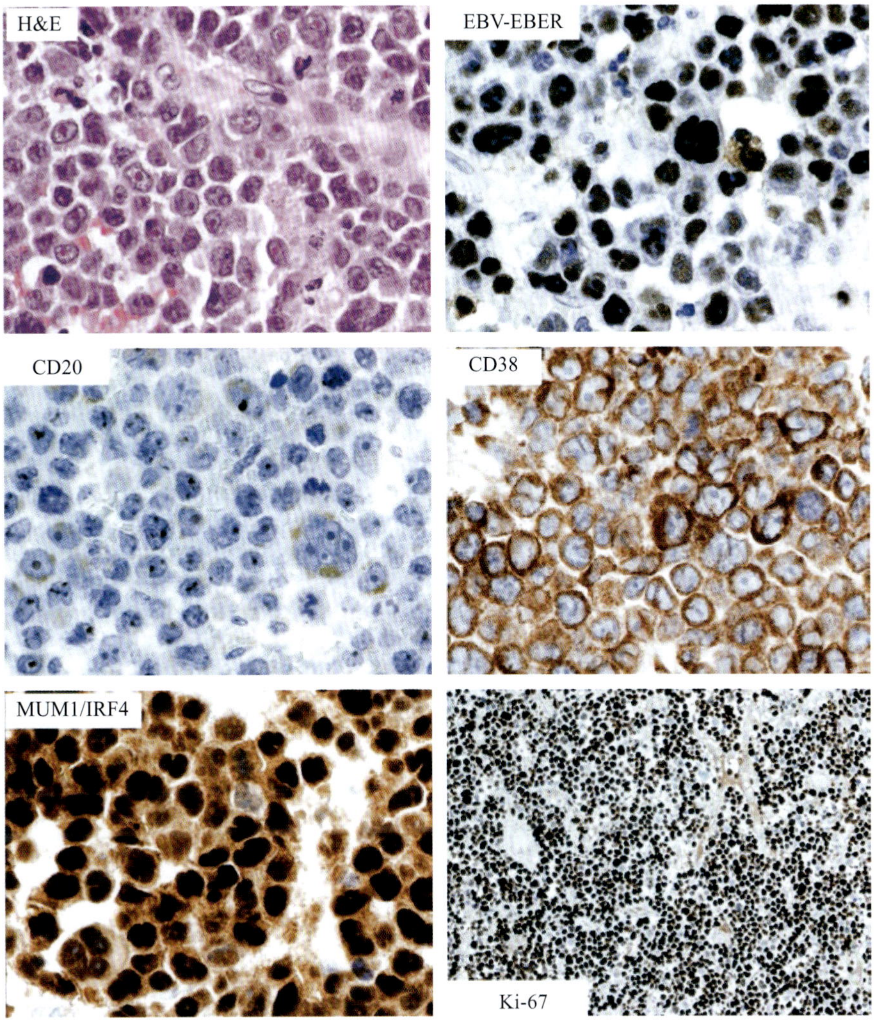

图 7.1　PBL 的免疫表型。免疫组化苏木精对照染色显示 CD20 和 CD10 表达缺失，IRF4/MUM1、Ki-67 和 MYC 表达阳性（放大倍数，×400）。原位杂交检测显示肿瘤细胞中 EBER 呈阳性；细胞核具有活性反应（×400）

PBL 的诊断应通过获得足够的组织进行病理检查来确立。尽管 PBL 患者的分期应参照 DLBCL，但目前 PET/CT 扫描的数据有限。参照其他侵袭性淋巴瘤的情况来看，PET/CT 扫描在选择理想的活检部位、分期及评估治疗反应等方面应具有价值。目前 NCCN 指南推荐使用 PET/CT 扫描、骨髓抽吸及活检、腰椎穿刺来指导分期。

遗憾的是，目前 PBL 的预后仍然很差，大多病例系列和基于人群的研究报告显示，其 MS 在 12 ～ 18 个月。处于疾病早期（即 Ⅰ 期或 Ⅱ 期）的患者预后相对较好。此外，研究发现，IPI 评分低危或中 - 低危患者的生存优于中 - 高危或高危患者。因此，IPI 评分常用于 PBL 患者的风险分层和预后评估。接受抗逆转录病毒治疗（anti-retroviral therapy，ART）的 HIV 阳性 PBL 患者的生存优于未接受或未持续接受 ART 治疗的患者。来自意大利的一项小型研究也证实了这一点。诱导病毒学和（或）免疫学应答有可能对 HIV 感染患者的治疗反应及生存期产生了积极影响。由此，HIV 感染患者的预后有可能优于 HIV 阴性患者；这一观点得到了病例系列研究和一项基于美国人口的大型研究的支持。目前尚不清楚 EBER 表达在预后中的作用。在一些研究中，EBER 的表达与更好的 OS 显著相关；而在其他研究中，EBER 的表达与生存无关。几乎所有的研究显示 *MYC* 基因重排与 PBL 的不良预后相关。

三、传统治疗方法

PBL 目前尚无标准治疗方案，当前的治疗建议主要基于小型病例系列研究、病例报告和专家意见。NCCN 指南强调，标准的 CHOP 方案对于 PBL 患者来说并不足够。建议使用高强度治疗方案，如 EPOCH、CODOX-M/IVAC 和 HyperCVAD 等，并对高危和获得第一次完全缓解（CR1）的患者给予 ASCT 巩固治疗。然而有两项研究显示，使用比 CHOP 更强的化疗方案并没有带来生存获益。在一项来自欧洲的较大队列的研究中，与接受 CHOP 方案治疗的患者相比，使用 DA-EPOCH、ACVBP 和 COPADM 等高强度方案的患者的 CR 并没有显著提高。最近的一项综合汇总分析表明，持续输注的 EPOCH 方案可能比标准 CHOP 方案更有效。对于 HIV 感染患者，强烈推荐在传染病专家的指导下启动或优化高效抗逆转录病毒治疗（highly active anti-retroviral therapy，HAART）。对于这些患者，还应考虑适当使用抗生素预防感染，尤其是当 CD4+ 细胞计数较低时。对于少数表达 CD20 的 PBL 病例，鉴于利妥昔单抗在治疗 CD20 阳性 HIV 阳性淋巴瘤方面显示出了更佳的疗效，因此，除化疗外还应考虑联合使用利妥昔单抗。对于所有接受化疗的 PBL 患者，都应强烈推荐使用粒细胞集落刺激因子（granulocyte colony-stimulating factor，G-CSF）支持治疗。是否需要 CNS 预防治疗存在一定争议，可参照 DLBCL 的推荐。与 DLBCL 类似，早期疾病患者应采用放疗作为巩固治疗，也可考虑用于姑息治疗。NCCN 建议在逐例评估的基础上，在获得 CR1 后，根据个体情况可考虑给予 ASCT 巩固治疗。然而，这些建议的数据来源有限。在引入 ART 治疗后，ASCT 治疗 HIV 阳性 NHL 患者变得可行。近期由 BMT CTN 与 AIDS 恶性肿瘤联盟合作开展的一项前瞻性、Ⅱ期、多中心临床试验，纳入了一小群 PBL 患者。研究结论显示，HIV 感染患者的临床结果与对照组患者相比无显著差异；如果 HIV 感染患者符合移植标准，应考虑将其列为 ASCT 的候选对象。欧洲和美国的研究团队在不同的分析中均发现，ASCT 可能在挽救治疗敏感和首次缓解后的巩固治疗中使患者获益。然而，这两项分析均存在局限性，因为它们属于回顾性研究，研究人群样本较小，以及移植前治疗方案缺乏共识和统一等。

四、新药治疗

鉴于 PBL 患者预后和生存率较差，新型药物已被用于其治疗评估，不过这些策略大多基于小样本病例报告及小样本病例系列研究。由于 PBL 细胞具有浆细胞分化特征，蛋白酶体抑制剂硼替佐米是尝试应用的新药之一。已有研究显示，硼替佐米在非生发中心起源的 DLBCL 患者中有效，与蒽环类药物联合使用时，可诱导更高的治疗反应率和生存率。硼替佐米单用和联合化疗在 HIV 阳性和 HIV 阴性的复发 PBL 患者中疗效有限。然而在一项病例系列研究中，3 例初治 PBL 患者（其中 2 例 HIV 阳性患者）显示对硼替佐米联合剂量调整的 EPOCH 方案治疗有效。近期，该方案扩展到两个规模更大的病例系列研究中，分别包含 16 例和 8 例患者，观察到了较高的反应率和优于预期的生存期。来自 Castillo 等的研究报告了 5 年总生存率为 52%。同样，一个西班牙研究小组报告了 3 例硼替佐米联合 CHOP 方案治疗的病例，3 例患者在首次 CR 时都进行了 ASCT 巩固治疗。在报告之时，3 例患者中有 2 例仍然存活，其中 1 例的最长随访时间达 22 个月。此外，一项系统回顾性研究对一线应用硼替佐米联合方案治疗 19 例 PBL 患者进行分析，结果显示 ORR 为 74%，3 年 OS 约为 60%。

另一种引人关注的新药是免疫调节剂来那度胺，它既往主要用于治疗浆细胞肿瘤。PBL 的起源细胞被认为是浆母细胞，这是一种经历了体细胞超突变和类别转换重组并正在转化为浆细胞的活化 B 细胞。PBL 的发病机制尚不清楚，但抑制 NF-κB 通路的过度活化似乎很重要。由于浆母细胞与活化的 B 细胞密切相关，而活化的 B 细胞通常表现为 NF-κB 通路激活，因而，该途径可能在 PBL 中发挥重要作用。免疫调节剂具有多种作用机制，包括抑制血管生成和下调 NF-κB 等。临床上，来那度胺单用或与化疗联合可诱导 PBL 患者产生治疗反应。

研究表明，约 30% 的 PBL 患者表达激活标志物 CD30。近期的一份报告显示，1 例复发的 CD30 阳性 PBL 患者对维布妥昔单抗产生了快速但非常短暂的治疗反应。遗憾的是，该患者出现了并发症，无法继续接受治疗，最终离世。最近，另一个病例报告显示，患者在第四线治疗时应用来那度胺联合维布妥昔单抗，产生了快速治疗反应，但该患者在治疗开始后不久也不幸去世。

对于 PBL 患者，一线治疗的反应不佳，而复发 PBL 患者的预后非常差，其生存期短，选择非常有限。来那度胺、硼替佐米和维布妥昔单抗已被用于治疗复发患者，但疗效有限。个案报道中，1 例 HIV 阳性患者在接受了达雷妥尤单抗联合异环磷酰胺、卡铂和依托泊苷的挽救治疗后进行 ASCT 巩固治疗，随访 2 年后仍存活。

免疫检查点抑制剂在 PBL 治疗中备受关注。在肿瘤微环境中，PD-1 及其配体 PD-L1 的相互作用可以导致肿瘤逃避免疫监视，对肿瘤进展和存活起着关键作用。最新研究发现，PBL 微环境及恶性细胞表达 PD-1/PD-L1，尤其是在 EBV 阳性的 PBL 中。22.5% 的 PBL 患者的肿瘤细胞表达 PD-L1，其中 77% 的病例显示出较高的 PD-L1 表达；相比之下，仅 5% 的 PBL 患者的肿瘤细胞表达 PD-1。这些发现为治疗选择十分有限的 PBL 患者进一步采用新型免疫治疗策略提供了重要证据。目前，一项关于 CDX-1127（伐立鲁单抗）联合纳武利尤单抗用于复发 / 难治性侵袭性 B 细胞淋巴瘤（包括浆母细胞淋巴瘤）患者的Ⅱ期随机研究正在进行当中（NCT03038672）。

其他几项包含 PBL 的临床试验也正在进行中。一项前瞻性研究正在评价 DA-EPOCH-R 方案治疗初治伯基特淋巴瘤（Burkitt lymphoma，BL）和伴 c-MYC 高危的 DLBCL 患者，其中包括 PBL 患者（NCT01092182）。另一项Ⅰ/Ⅱ期试验应用伏立诺他、利妥昔单抗联合化疗治疗 HIV 相关淋巴瘤，其中也包括 PBL 患者（NCT01193842）。在该试验的Ⅱ期部分，患者被随机分配至伏立诺他联合 R-DA-EPOCH 组或 R-DA-EPOCH 治疗组。Ⅰ期临床试验的结果显示，高危患者接受伏立诺他联合 R-DA-EPOCH 治疗的反应率为 100%（完全缓解和部分缓解率分别为 83% 和 17%），1 年无事件生存率为 83%。

基因治疗是一线化疗后治疗 HIV 相关淋巴瘤的另一种新型探索性治疗策略。研究者正在尝试使用慢病毒载体转染外周血干细胞，该载体编码多种针对 HIV-1 TAT/REV（SHL）转激活反应元件 - 趋化因子半胱氨酸 - 半胱氨酸受体 5 的抗 HIV RNA，并将其转移到 HIV 相关淋巴瘤患者的造血干细胞前体细胞中（NCT01961063）。PBL 患者也可参与这项研究。美国国家癌症研究所（National Cancer Institute，NCI）团队正在使用类似的方法，其一线治疗采用 R-EPOCH 方案（NCT02337985）。

一项正在进行的研究旨在评估靶向 CD30 自体 EBV 特异性 CAR-T 细胞的治疗作用

(NCT01192464)。CAR-T 细胞理论上可以直接靶向 EBV 相关淋巴瘤患者中的 EBV 抗原，其中包括 PBL 患者，尤其是 CD30 阳性患者。

一组名为溴结构域和外端（bromodomain and extra-terminal，BET）域的阅读蛋白，作为新兴的抗癌策略颇受关注。超过 50% 的 PBL 患者存在 *MYC* 基因重排，所以靶向 MYC 具有一定的意义，但因 MYC 缺乏配体结合结构域而很难实现。通过表观遗传学或许可以调节 *MYC* 的转录功能。BET 家族成员（BRD2、BRD3、BRD4 和 BRDT）是一类表观遗传学阅读蛋白，其与组蛋白上的乙酰化赖氨酸残基结合，促进转录延伸复合物的募集。*MYC* 的转录依赖于这些蛋白的组装。因此，小分子 BET 抑制剂已被尝试作为靶向 MYC 通路的治疗药物。JQ1 是 BET 的小分子抑制剂，对 BRD4 的亲和力最高。BRD4 是一种支架蛋白，与乙酰化染色质结合，促进转录活性。JQ1 与 BRD4 存在竞争性抑制作用，从而阻止 BRD4 与染色质结合。一项针对 DLBCL 细胞的研究推测，JQ1 治疗有可能通过 MYC 依赖性方式导致细胞增殖和活力下降。该研究表明，JQ1 能够有效抑制人 DLBCL 细胞的增殖，且这种抑制作用呈剂量依赖性，不受分子亚型的影响。JQ1 抑制了 MYC 的表达。此外，经过 JQ1 处理显著抑制了移植小鼠体内的 DLBCL 细胞的生长，并改善其生存率。PD-1 抗体和 JQ1 联合使用在小鼠 MYC 驱动淋巴瘤模型中产生协同反应。此外，BET 抑制剂 BAY 1238097 单药在两种 DLBCL 体内模型中已显示出较强的抗肿瘤活性。用 BAY 1238097 处理 DLBCL 细胞后，可观察到 EZH2 下调。这种 BET 和 EZH2 抑制剂之间的协同作用，表明表观遗传药物联合应用值得进一步开展临床前和临床研究。研究结果还显示 BAY 1238097 降低了 MYC 信号转导，下调了 *MYC*、*NOTCH* 和 *E2F* 等靶基因，以及 NF-κB/MYD88 和 mTOR/AKT 信号通路成员的表达。

五、推荐的治疗方案

推荐 PBL 的一线治疗方案为 6 个周期剂量调整的 EPOCH 方案联合硼替佐米，并建议对于获得首次缓解且适合移植的患者，可考虑行 ASCT 巩固治疗。对于 HIV 感染患者，推荐在有处理抗肿瘤药物与 ART 之间潜在相互作用经验的传染病专家的指导下，启动或优化 HAART。复发患者的治疗仍面临巨大挑战。可以考虑蛋白酶体抑制剂、免疫调节药物及抗 CD30、抗 CD38 或抗 PD-1 单克隆抗体单用或联合化疗。如果获得治疗反应，应考虑对特定选择患者给予 ASCT 巩固治疗。

第二节　原发性渗出性淋巴瘤

一、引言

原发性渗出性淋巴瘤（primary effusion lymphoma，PEL）于 1989 年被首次报道。最初报道的是 1 例伴有 AIDS 病史的患者，其被诊断为缺乏典型 B 细胞标志物（如 CD20）的 B 细胞来源的体腔淋巴瘤。1995 年，一个更大的病例系列报告了 7 例 HIV 感染者表现为恶性胸腔积液，在某些病例中还伴有卡波西肉瘤（Kaposi sarcoma，KS）。DNA 分析在肿瘤细胞中发现 HHV-8 和 EBV 基因组序列。

PEL 现在被认为是一种 CD20 阴性的侵袭性 B 细胞淋巴瘤，占美国所有 HIV 相关淋巴瘤的 2% ～ 4% 和所有 DLBCL 病例的 0.5%。除了与 HIV 感染相关外，PEL 在实体器官移植和老年人中也有报道。PEL 患者可同时并发 KS 和多中心型卡斯尔曼病（Castleman disease，CD）。首诊的中位年龄为 50 多岁；而 HIV 阴性病例的发病年龄较大。男性居多，尤其是 HIV 感染者。与 DLBCL 患者相比，PEL 患者中黑种人和西班牙裔的比例更高。

PEL 临床上通常表现为恶性胸腔积液、心包积液或腹膜积液，一般没有明显淋巴结肿大、肿块或肿瘤。根据分期定义，PEL 属于Ⅳ期疾病。由于存在积液，患者可出现胸痛、呼吸困难、劳力性呼吸困难或腹胀等。约 50% 的患者在诊断时已出现全身症状。胸腔是最常受累的腔体，其次是腹膜和心包，而阴囊极少受累。此外，还存在腔外型 PEL。腔外型 PEL 在形态和遗传学上与经典 PEL 相同。胃肠道是最常见的受累部位，但已有报道累及皮肤、肺部、淋巴结和中枢神经系统的病例。

二、诊断和评估

PEL 的诊断需证实受累组织中存在恶性淋巴细胞，并确认有 HHV-8 感染。应从积液中获取液体标本，然后将其制备成细胞组织块或细胞涂片。PEL 细胞通常呈现为大细胞，细胞核大小不等、核仁明显；在某些情况下，它们可能类似于浆母细胞或免疫母细胞。免疫表型研究显示，其缺乏淋巴细胞常见表型而阳性表达 CD45，缺乏典型的 B 细胞标志物（如 CD19、CD20、CD79a）或 T 细胞标志物（如 CD3、CD4、CD8）。PEL 细胞可以表达淋巴细胞活化标志物（如 CD30、CD71）以及浆细胞分化标志物（如 CD38、CD138、IRF4）。Ki-67 指数通常较高。此外，HHV-8 潜伏核抗原和 EBV 编码 RNA 表达阳性，证实了 HHV-8 和 EBV 的共存感染。图 7.2 展示了 1 例 PEL 的典型病例。

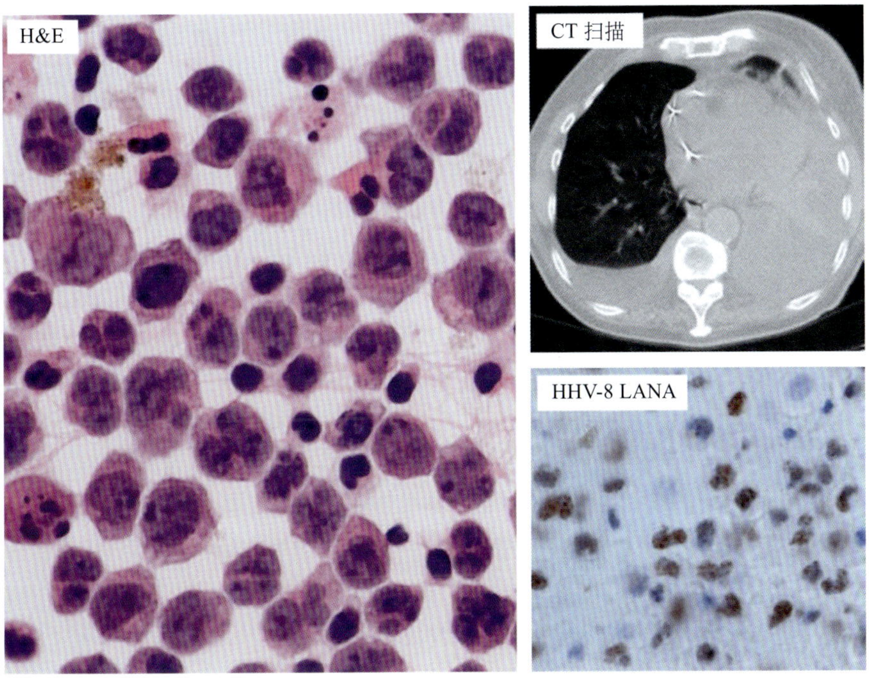

图 7.2　原发性渗出性淋巴瘤的典型病例。典型 PEL 病例的胸腔积液细胞学涂片（H&E 染色，×400 倍）。CT 扫描显示左侧胸腔积液。可以通过检测 LANA（×400 倍）的表达证明 HHV-8 的感染

通过体格检查通常可疑诊胸腔积液、腹膜积液和（或）心包积液，并通过 X 线检查、CT 或超声心动图得以确认。评估所有体腔是很重要的，因为涉及的体腔数量可能具有预后意义。此外，腹膜受累或腔外型 PEL 患者的预后似乎比胸腔受累的患者更差。目前 PEL 预后仍然很差。美国近期一项基于人群的研究报告显示，PEL 的中位总生存期仅为 5 个月。其他病例系列报告的中位总生存期也仅为 4 ～ 9 个月。所有 PEL 病例均应进行 HIV、HBV 和 HCV 检测，并进行适当的抗病毒治疗；ART 似乎可以改善 HIV 感染的 PEL 患者的生存率。HIV 感染的 PEL 患者似乎比 HIV 阴性的 PEL 患者预后更好。

三、传统治疗方法

PEL 并无标准治疗方案。标准 CHOP 方案的治疗反应率约为 40%，中位 OS 为 6 个月。其他更强化的治疗方案，如 ACVBP 和剂量调整的 EPOCH，已有报道用于治疗 PEL，但目前尚不清楚这些方案是否可以获得更高的治疗反应率和（或）生存率。近期一项基于患者的荟萃分析显示，对于 HIV 感染的侵袭性淋巴瘤患者，EPOCH 方案比 CHOP 方案更具生存优势，因此，在 PEL 患者中普遍使用 EPOCH 方案，这一方案也获得了当前 NCCN 指南的支持。一项来自美国的基于人群的研究表明，接受化疗的 HIV 阳性 PEL 患者的中位 OS 比未接受化疗的 HIV 阳性 PEL 患者更长（分别为 0.7 年和 0.4 年），进一步支持了通过化疗治疗 PEL 患者。然而同一研究显示，只有 60% 的 HIV 阳性 PEL 患者实际接受了化疗，而 HIV 阳性 DLBCL 或 BL 患者中接受化疗的比例为 80% ～ 90%。所有 PEL 患者都应用 G-CSF 支持治疗。由于 PEL 不表达 CD20，通常不推荐使用利妥昔单抗；但在罕见的 CD20 阳性 PEL 病例中可以考虑使用。对于 HIV 感染者应采取 ART，但单独使用 ART 很少出现完全缓解。对于年轻和（或）身体状况良好的复发 / 难治性 PEL 患者，可以考虑自体或异基因造血干细胞移植治疗。

四、新药治疗

已经观察到抗病毒治疗，如西多福韦、更昔洛韦或缬更昔洛韦等呈现出治疗反应。西多福韦在体外对两种 HHV-8 阳性 PEL 细胞系（即 BCBL-1 和 HBL-6）进行了研究，发现其能够抑制细胞增殖和活力，呈剂量依赖性，并诱导这两种细胞系凋亡。基于这些结果，对 3 例 HHV-8 阳性、HIV 阴性的老年 PEL 患者进行了腔内西多福韦注射治疗。患者对治疗的耐受性良好，通过 X 线或 CT 扫描检查证实了积液消退；然而其中 2 例患者后续复发。另 1 例曾接受两种化疗方案均失败的患者，对腔内西多福韦注射有持久的疗效，治疗反应已持续 15 个月。临床前研究初步评估了肿瘤微环境在 PEL 中的作用，发现更昔洛韦对体外培养或异种移植模型中的细胞生长均没有影响。而另一项研究显示，更昔洛韦联合丙戊酸可以促进 HHV-8 的裂解复制及肿瘤细胞凋亡，而不增加病毒载量。一例病例报告描述了使用更昔洛韦治疗 1 例 31 岁 HHV-8 和 EBV 阳性、HIV 感染的男性 PEL 患者。治疗包括更昔洛韦联合 CHOP 方案，患者获得缓解并持续已达 48 个月。一项随机、双盲、安慰剂对照研究评估了缬更昔洛韦对 HHV-8 复制的抑制作用，结果显示每日服用缬更昔洛韦可以降低 HHV-8 复制的频率和数量。尽管有报道显示对于硼替佐米治疗失败的患者，缬更昔洛韦治疗实现了对 HHV-8 DNA 的清除，并在影像学上呈现治疗反应，但使用缬更昔洛韦治疗 PEL 患者，其疗效仍有限。

临床前数据表明 NF-κB 信号通路在 PEL 细胞中持续激活，提示蛋白酶体抑制剂，如硼替佐米可能对 PEL 患者治疗有效。具体来说，IκB-α 抑制剂处理后的 PEL 细胞中 IL-6 下调，从而诱导细胞凋亡。此外，还建立了异种移植的 PEL 小鼠模型，暴露于硼替佐米可诱导 PEL 缓解并延长携带 PEL 的 NOD/SCID 小鼠的存活。转录组分析显示，硼替佐米下调了 DNA 复制和 MYC 靶基因的表达。然而，硼替佐米的临床前活性并未转化为临床疗效。

PEL 的起源细胞理论上是具有浆细胞分化特征的 B 细胞，因此抗骨髓瘤药物，如免疫调节药物（immunomodulatory drugs，IMIDs）已进入临床前研究阶段，并且有证据表明其对 PEL 细胞系有效。在这项研究中，在临床可达到的浓度水平下，IMIDs 对大多数暴露的 PEL 细胞系具有抗增殖效应，并表明 IMIDs 的抗 PEL 效应涉及 cereblon 蛋白依赖性的 IRF4 抑制。临床上已有一些病例报告显示来那度胺治疗 PEL 患者有效。一例 77 岁、不适合化疗的男性患者，给予来那度胺 25 mg/d 治疗，显示胸腔积液减少，且对来那度胺治疗耐受，到报道时已持续治疗 18 个月。另一例 80 岁男性患者在接受 15 mg/d 来那度胺治疗后，6 个月内获得了完全的放射学治疗反应。

PEL 细胞普遍表达 CD30。用抗 CD30 单克隆抗体偶联药物 BV 靶向 PEL 细胞，通过抑制细胞增殖并诱导细胞发生 G2/M 细胞周期阻滞，提高了异种移植小鼠模型的存活率。同样，PEL 细胞也几乎普遍表达 CD38。然而，无论是临床前还是临床中，尚未评估 PEL 细胞中 CD38 表达或抑制的作用。鉴于已有多种抗 CD38 单克隆抗体，尤其是已获得 FDA 批准用于治疗多发性骨髓瘤的达雷妥尤单抗，靶向 CD38 的治疗已成为引人关注的治疗策略。

PEL 细胞中存在 MYC 蛋白失调，这可能是 HHV-8 编码的潜伏蛋白活化所致。尽管 MYC 被认为是“不可靶向”，但可以靶向与 MYC 调节相关的基因。具体来说，BET 溴结构域抑制剂对 PEL 细胞表现出活性。用 BET 抑制剂处理 PEL 细胞会抑制 MYC 的表达并使 MYC 依赖性基因失调，从而抑制细胞生长并导致细胞周期停滞、凋亡和细胞衰老。在异种移植小鼠模型中，BET 抑制剂 JQ1 减少了肿瘤负荷并提高了 PEL 小鼠的生存率。此外，BET 抑制剂和 IMIDs 的结合可能具有协同作用，并且与 JQ1、来那度胺单药治疗相比，这两种药物联用增加了携带 PEL 的 NOD/SCID 小鼠的生存率。

其他几个通路已在体外细胞和（或）动物模型中进行了评估。在 HHV-8 相关的 PEL 细胞和肿瘤浸润巨噬细胞中，PD-L1 表达增加。这些发现表明，具有抗 PD-1/PD-L1 通路活性的免疫治疗药物，如纳武利尤单抗、帕博利珠单抗或阿替利珠单抗，可以成为 PEL 潜在的治疗方案。热休克蛋白 90（heat shock protein 90，HSP90）抑制剂在临床前研究中也显示对 PEL 细胞具有活性。具体来说，HSP90 抑制剂导致 vFLIP 和 IKK-γ 的降解，以及 NF-κB 的下调，促进了细胞凋亡和自噬。HSP90 抑制剂联合 BCL-2 抑制剂显示出协同作用，这表明 HSP90 抑制剂（如坦螺旋霉素）与 BCL-2 抑制剂（如维奈克拉）联合在 PEL 中具有潜在应用前景。在一项临床前研究中，白细胞介素 -1 受体相关激酶（interleukin-1 receptor-associated kinases，*IRAK1*）突变几乎存在于 100% 的病例中，并且与细胞存活相关。IRAK1 和 MYD88 共同介导 Toll 样受体信号传导。IRAK1 抑制剂正在开发用于治疗 B 细胞淋巴瘤，并可能在 PEL 治疗中有效。另一项研究报告称，在异种移植小鼠模型中肝细胞生长因子 /c-MET 通路被 HHV-8 高度激活；c-MET 抑制剂能够引起细胞周期停滞和 DNA 损伤，从而诱导 PEL 细胞凋亡，抑制肿瘤进展。通过 PI3K、AKT 和 mTOR 抑制剂靶向 PEL 细胞的糖酵解，可以增加对 PEL 的细胞毒性。PI3K/AKT/mTOR 通路抑制剂能够减少乳酸生成，并可能将细胞代谢从有氧糖酵解转向氧化磷酸化。当 PI3K/AKT/mTOR 抑制剂与糖酵解抑制剂联合使用时，可以观察到细胞毒性的协同作用。最近的一项研究发现 MALT1 是 PEL 细胞中 NF-κB 激活的主要介质之一。MALT1 的抑制导致病毒从潜伏期向裂解期转变，并在异种移植模型中影响 PEL 细胞的生长和存活。

五、推荐的治疗方法

对于 HIV 感染的 PEL 患者，建议启动或优化 ART，单独使用 ART 很少会出现自发性缓解。同时建议根据个体情况积极引流积液以缓解症状。一线治疗方案目前建议采用持续静脉输注的 EPOCH 方案。鉴于在 PBL 中加入硼替佐米的方案显示取得良好的疗效，因而使用 V-EPOCH（即硼替佐米联合 EPOCH）也是合理的。对于复发患者，可以考虑使用达雷妥尤单抗或来那度胺与化疗联合，随后序贯 ASCT 巩固治疗。

（张　文　邹德慧　译）

第 8 章 原发中枢神经系统淋巴瘤的新治疗靶点

Raghuveer Ranganathan and Natalie Sophia Grover

一、引言

原发中枢神经系统淋巴瘤（primary central nervous system lymphoma，PCNSL）是一种罕见的 NHL 亚型，可发生在脑、脑脊液（CSF）、脊柱及眼部，无全身受累。PCNSL 具有典型的侵袭性临床表现，但对放、化疗敏感。与全身系统性淋巴瘤相比，PCNSL 生存率往往更短，复发 / 难治性患者的长期生存极差。尽管目前有多种广泛应用的治疗方案，但 PCNSL 的治疗尚无统一标准，该疾病在临床上仍然是一个难题。不过，新药和细胞免疫疗法的应用已经取得了一定的进展，这些新兴疗法展现出了临床应用的希望。在简要回顾目前最前沿的治疗策略之后，本章将进一步探讨正在进行中的新型治疗手段的研究，这些研究旨在解决 PCNSL 的治疗问题。

二、流行病学

PCNSL 约占新诊断中枢神经系统肿瘤总数的 3% 及结外淋巴瘤总数的 5%，美国每年新发病例约 1200 例。PCNSL 的发生与人类免疫缺陷病毒感染有关，从 20 世纪 80 年代中期到 90 年代中期，其总发病率在获得性免疫缺陷综合征流行期间呈上升趋势，但此后下降。自 2000 年以来，PCNSL 患者的人口学特征发生变化，年龄≥ 65 岁人群的发病率呈逐年上升趋势，尤其是年龄≥ 75 岁人群。确诊时患者的中位年龄在 61 ～ 65 岁。

三、临床表现

PCNSL 患者存在一系列神经系统症状，主要包括局灶性神经缺损（约 70%）、神经精神变化（约 43%）及与颅内压升高相关的恶心、头痛和呕吐（33%）。神经精神变化可表现为行为或精神状态改变。PCNSL 患者惊厥发作较为少见，发生率低于 15%。20% 的 PCNSL 患者原发于眼部或最终累及眼部，主要症状包括视力改变、玻璃体混浊甚至完全失明。7% ～ 42% 的 PCNSL 患者可见形态学脑脊液受累，但无实质性病灶的原发性脑膜受累较为罕见（7% 的病例）。

四、诊断和检查

磁共振成像（magnetic resonance imaging，MRI）是 PCNSL 的公认影像学诊断“金标准”。脑部 MRI 造影（含或不含对比剂）、眼科评价及腰椎穿刺脑脊液检查是 PCNSL 初诊主要的检查手段；如怀疑脊柱受累可行脊柱 MRI 检查。在免疫正常的 PCNSL 患者中，近 70% 在 T_1 加权 MRI 成像上表现为单一的、均匀强化的脑部病变，而 30% 的患者有多个病变；这两种表现通常都伴有不同程度的周围血管源性水肿。高达 1/4 的 PCNSL 与独立的、非强化病变相关，这些病变在 T_2 液体衰减反转恢复（fluid-attenuated inversion recovery，FLAIR）加权成像上表现为高强度信号，提示淋巴瘤的扩散。由于 PCNSL 具有高细胞密度，它们在扩散加权成像（diffusion-weighted imaging，DWI）上表现出高信号，在表观弥散系数（apparent diffusion coefficient，ADC）值上表现出低信号。回顾性分析发现，近 90% 的 PCNSL 病变位于幕上，最常见的病变部位为额叶、顶叶、颞叶、基底神经节、胼胝体和小脑。

PCNSL 诊断必须经组织病理学证实，因此需采集病变脑组织样本。立体定向活检是首选的手术方式。临床通常给予类固醇预处理以缓解肿瘤症状，但应尽可能推迟到活检样本收集后，因为类固醇可能会降低活检结果的敏感性和特异性。然而，在神经系统状态不稳定的情况下，激素的使用是不可避免的，应该使用激素以降低神经系统并发症及后遗症风险。

除病理学确诊外，应在活检前或后 1 周经腰椎穿刺收集 5 ～ 10mL 脑脊液，以降低假阳性风险。脑脊液的检测指标包括细胞学检查、流式细胞术、细胞计数及蛋白含量。在某些情况下，如果脑脊液的检查结果对 PCNSL 有诊断意义，可推迟脑部活检。

以往认为 PCNSL 患者中 4% ～ 8% 存在全身性隐匿性病变，故应进行 PET-CT 或增强 CT 扫描以排除全身性淋巴瘤。眼科评价主要包括眼底镜检查和裂隙灯检查。作为全身体检的一部分，还应对睾丸进行检查，以排除睾丸淋巴瘤作为 CNS 疾病的主要原因。应确认所有患者的 HIV 状态，并在尚未接受治疗的 HIV 患者中启动抗逆转录病毒治疗。

五、病理

大多数 PCNSL 为 DLBCL 亚型；但偶有 T 细胞淋巴瘤、霍奇金淋巴瘤和低度恶性淋巴瘤的病例报道。本章将重点介绍 DLBCL 亚型。

六、预后

PCNSL 预后分层采用两种评分系统：国际结外淋巴瘤研究组（International Extranodal Lymphoma Study Group，IELSG）和纪念斯隆 - 凯特琳癌症中心（Memorial Sloan Kettering Cancer Center，MSKCC）预后评分。IELSG 评分基于 5 个风险因素：年龄超过 60 岁、东部肿瘤协作组（Eastern Cooperative Oncology Group，ECOG）评分超过 1 分、LDH 升高、脑脊液蛋白升高及肿瘤是否出现在大脑深部区域 [脑室周围区域、基底节、脑干和（或）小脑]。0 ～ 1、2 ～ 3 和 4 ～ 5 风险因素亚组 2 年 OS 分别为 80%、48%、15%。MSKCC 评分包括两个指标：年龄和 Karnofsky 体能评分（Karnofsky Performance Score，KPS），将患者分为 3 个预后组：年龄≤ 50 岁且 KPS ≥ 70 分、年龄＞ 50 岁且 KPS ≥ 70 分、年龄＞ 50 岁且 KPS ＜ 70 分。这些组对应患者的中位 OS 分别为 5.2 年、2.1 年、0.9 年。

七、常规治疗

PCNSL 治疗目前面临的主要问题是缺乏公认的标准治疗手段，这主要与该病的发病率较低、临床尚无不同方案间随机对照研究数据有关；此外临床试验中 PCNSL 患者入组往往比较困难，且确诊时体能状态多较差。但在过去 20 年中临床已初步明确 PCNSL 的基础治疗方案。

以往 PCNSL 治疗主要依赖于全脑放疗（whole-brain radiation，WBRT），放射剂量为 45 ～ 51Gy，尽管可实现较高的 ORR，但中位 OS 仅为 1 ～ 1.5 年，5 年生存率为 25%；同时大剂量 WBRT 还可能导致衰弱相关神经毒性，尤其在年龄超过 60 岁的老年人群中更为普遍。仅针对大脑病灶受累区域定向放疗显示，在未接受照射的区域复发率增加。将用于治疗全身性 DLBCL 的传统化疗方案与 WBRT 联合时，由于药物的血脑屏障（blood-brain barrier，BBB）渗透性较低，对 PCNSL 的疗效并不理想。

大剂量甲氨蝶呤（high-dose methotrexate，HD-MTX）（剂量＞ 1.0g/m^2）已被用于治疗其他存在 CNS 受累或高复发风险的血液系统恶性肿瘤，如急性淋巴细胞白血病。尽管 MTX 剂量＞ 1.0g/m^2 即可在脑实质中发挥治疗效应，但 MTX 剂量需要＞ 3.0g/m^2 方可杀伤脑脊液及脑实质中的肿瘤细胞。故大多数 PCNSL 化疗方案中 MTX 剂量＞ 3.0g/m^2，甚至高达 8g/m^2。HD-MTX 与 WBRT 联合治疗 PCNSL 较单纯 WBRT 治疗可显著改善总生存率。一项单臂、Ⅱ期临床试验结果显示，HD-MTX 联合 WBRT 与单纯 WBRT 历史对照相比，ORR 相似（88% ～ 95%），但中位 OS 改善至 33 ～ 42 个月。Ferreri 及其同事开展了一项前瞻性随机Ⅱ期试验，结果显示 HD-MTX 联合阿糖胞苷序贯 WBRT 治疗 PCNSL 患者的 ORR 和 PFS 均优于 HD-MTX 联合 WBRT 方案。这一发现促使人们开始研究额外的多药化疗方案与 WBRT 联合使用，或因担心辐射引起的长期神经认知毒性而修改巩固策略以替代 WBRT。由于利妥昔单抗在系统性、非 CNS 的 DLBCL 中大大增强了疗效，因此它被包含在许多 PCNSL 的治疗方案中。美国癌症及白血病研究组 B（Cancer and Leukemia Group B，CALGB）开展了一项单臂研究（CALGB-50202），采用利妥昔单抗、HD-MTX 和烷化剂替莫唑胺（R-MT）诱导方案治疗新诊断的 PCNSL 患者，随后用阿糖胞苷加依托泊苷巩固，并完全省略 WBRT。结果显示患者的 ORR 为 77%，CR 为 66%，2 年 PFS 和疾病进展时间（time to progression，TTP）率分别为 57% 和 59%；完成巩固治疗的患者 2 年 TTP 率为 77%，预估 4 年 OS 为 65%。美国肿瘤放射治疗协作组（Radiation Therapy Oncology Group，RTOG）0227 Ⅰ/Ⅱ期研究也对 R-MT 诱导治疗方案进行了观察，但联合 WBRT 巩固治疗及放疗后替莫唑胺维持治疗。单独诱导治疗的 ORR 为 84%，CR 为 51%；在完成诱导和巩固治疗后，2 年 PFS 和 OS 分别为 64% 和 81%，预计中位 PFS 和 OS 分别为 5.4 年和 7.5 年。

由于 WBRT 方案中的神经认知毒性问题在 PCNSL 患者生存期改善后变得更加明显，促使了研究者们进行试验，探索是否可以减少放射剂量或完全避免使用 WBRT。前述 CALGB 50202 研究采用单纯化疗进行巩固治疗而排除 WBRT。一个多中心的Ⅱ期研究评估了将利妥昔单抗、HD-MTX、丙卡巴肼和长春新碱（R-MPV）诱导治疗与减量的 WBRT 巩固治疗（剂量为 23.4 Gy）联合。单独的诱导治疗结果显示 ORR 为 97%，CR 为 47%（对 PR 患者给予 2 个额外的 R-MPV 周期后增加至 79%）；2 年 PFS 为 77%，5 年 OS 为 80%。所有患者的中位 PFS 为 7.7 年，60 岁及以下患者的中位 PFS 未达到。无论年龄如何，患者的中位 OS 均未达到。重要的是，随着 WBRT 剂量的减少，可评估的患者中的神经认知下降或疾病恶化减少。

IELSG32 Ⅱ期研究是目前比较不同诱导及巩固方案治疗 PCNSL 患者的最大型随机对照试验，该研究采用烷化剂塞替派与利妥昔单抗、HD-MTX 及阿糖胞苷联合（MATRix）对比 HD-MTX 和阿糖胞苷联合或不联合利妥昔单抗方案诱导治疗，同时在巩固阶段采用 ASCT 对比 WBRT。结果显示 MATRix 组 ORR 为 87%，CR 为 49%，而 HD-MTX 和阿糖胞苷联合或不联合利妥昔单抗组 CR 分别为 23%、30%。MATRix 组 2 年 PFS 和 OS 分别为 61% 和 69%；巩固治疗阶段两组治疗结局无显著差异，即 WBRT 组 2 年 PFS 为 76%，ASCT 组为 75%，WBRT 组和 ASCT 组 4 年 OS 分别为 85% 和 83%。一项采用 R-MPV 诱导治疗后行 ASCT 巩固方案的Ⅱ期研究显示，ASCT 后患者 2 年 PFS 和 OS 均为 81%。后续 ASCT 相关研究表明，标准预处理方案，如 BEAM（BCNU、依托泊苷、阿糖胞苷及美法仑）因 BBB 渗透性下降而效果欠佳。而两种含塞替派的治疗方案（即塞替派 + 白消安 + 环磷酰胺、塞替派 +BCNU）均显示出良好的诱导效果，这主要与 BCNU+ 塞替派方案的中枢神经系统生物利用度较低，耐受性好有关，患者死亡率随之降低。

尽管 PCNSL 目前尚无公认的标准治疗方案，但上述临床试验结果提示，PCNSL 治疗应包括诱导及巩固治疗。诱导治疗方案应包括 HD-MTX（$> 3g/m^2$）、烷化剂及利妥昔单抗。巩固治疗可采用 WBRT+ 化疗或 ASCT。R-MPV 和 MATRix 诱导方案具有良好抗肿瘤活性，且神经毒性或复发死亡率更低。诱导治疗后应进行巩固治疗，无论是减量的 WBRT 还是 ASCT，BCNU+ 塞替派预处理似乎比 TBC 更易耐受。

八、复发 / 难治性 PCNSL

尽管包含 HD-MTX 的诱导及巩固治疗方案显著改善了新诊断 PCNSL 患者的预后，但仍有相当比例患者进入复发 / 难治阶段。而目前针对复发 / 难治性人群的治疗手段有限；对于未接受放疗的患者可在复发时给予 WBRT 治疗；对于缓解持续时间超过 1 年的患者可再次接受 HD-MTX 治疗。此外，患者还可考虑接受其他全身化疗方案，包括替莫唑胺、大剂量阿糖胞苷、拓扑替康及培美曲塞，但上述手段疗效一般，缓解持续时间较短，仍急需更为有效的新型治疗药物。

九、新型治疗药物研发基础

病理生理学及基因表达谱研究揭示 PCNSL 发病机制潜在的独特特征（图 8.1）。在免疫表型上 PCNSL 患者因 MUM1 和 BCL6 表达阳性，多属于活化 B 细胞（activated B cell，ABC）亚型。NF-κB 是一个涉及控制 DNA 转录和促进细胞存活及增殖的蛋白复合体，已被证明在 ABC-DLBCL 亚型中是恒定活跃的，并且对于阻止凋亡是必需的。此外，影响调节 NF-κB 的蛋白突变亦可导致 NF-κB 活化增加。MYD88 是一种细胞内适配器相关蛋白，在 PCNSL 中是一个常见的突变靶点，突变比例超过 50%。其可通过 IRAKs 激活 NF-κB。而 MYD88 激活突变还可导致 IRAK 及 NF-κB 活性上调。CD79B 是一种 BCR 相关蛋白，在 PCNSL 中突变率仅次于 MYD88。其他涉及 NF-κB 信号通路活化的蛋白还包括 CARD11 和 TNFAIP3（NF-κB 的抑制性介质）。慢性 BCR 信号转导通过引起 BCR 聚集及利用 BCR 相关激酶如 SYK 或 BTK 亦可影响 PCNSL 患者的生存。其他可能影响 PCNSL 生存的信号通路还包括 PI3-K/mTOR 通路、JAK/STAT 通路及染色体位点 9p24.1 的拷贝数增加，这与 PD-L1 表达增加相关。这种突变和调节异常是研究 PCNSL 中新的免疫治疗和免疫调节剂的主要原因。

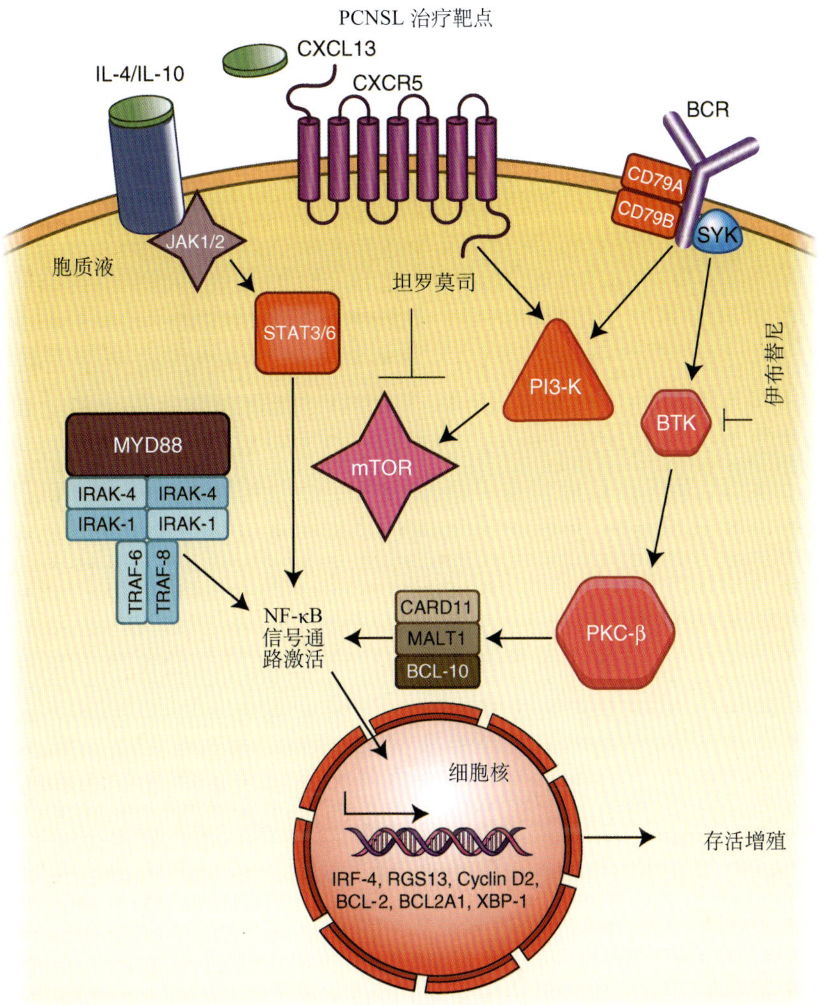

图 8.1　PCNSL 治疗靶点。NF-κB 激活可导致 PCNSL 肿瘤细胞存活及增殖，这一机制由多种信号通路调控，而部分新型药物可靶向上述通路。阻断 BCR 下游的 BTK 是伊布替尼主要的抗肿瘤机制。接近 60% 的 PCNSL 患者存在 *MYD88 L265P* 突变，影响 IRAK 激酶组构活性及生存相关基因，如 *BCL2*、*IRF4* 等的 NF-κB 依赖性转录。而坦罗莫司则能够抑制另一种 PCNSL 患者生存相关的 mTOR 通路

（一）伊布替尼

由于 PCNSL 患者 BCR 通路的高突变率，伊布替尼已成为在 PCNSL 中研究的一个有吸引力的新药。它是一种口服 BTK 抑制剂，在 NHL 的治疗中受到了显著关注。ABC 亚型的 DLBCL 对 BTK 的生存有依赖性，阻断该激酶可以引发凋亡。一项针对 80 例接受伊布替尼治疗的复发 / 难治性 DLBCL 患者的 Ⅰ / Ⅱ 期临床试验显示，ORR 为 25%，CR为 10%，PFS 和 OS 相对较短，仅分别为 1.64 个月和 6.41 个月。但 ABC-DLBCL 亚组中 ORR 为 37%，CR 为 16%，PFS 和 OS 分别提升为 2.02 个月和 10.35 个月。而同时存在 *CD79b* 和 *MYD88* 突变的 ABC-DLBCL 患者 ORR 可达 55%；需要注意 BCR 野生型的 ABC-DLBCL 患者缓解率最高，提示非遗传因素可能在肿瘤发生发展过程中发挥着更为关键的作用。一个小型的涉及 3 例在 CNS 复发的 MCL 患者的病例系列显示，在 6 ～ 12 个月的随访中，有 2 例 CR 和 1 例 PR，通

过分析患者脑脊液证实伊布替尼能够穿透中枢神经系统。

伊布替尼在 PCNSL 中的首批研究之一是一项非随机、单中心 I 期临床试验，共纳入 20 例复发 / 难治性 CNSL 患者，其中 13 例为 PCNSL，7 例为系统性 DLBCL 引起的继发性中枢神经系统淋巴瘤（secondary central nervous system lymphoma，SCNSL）；所有患者在入组前都接受了基于 HD-MTX 的化疗。13 例 PCNSL 患者中 10 例（77%）达到临床缓解，5 例达 CR（38%）。在脑脊液中检测到恶性细胞的 3 例患者，在后续评估中未检测到淋巴瘤细胞。中位随访 15.5 个月后，中位 PFS 和 OS 分别为 4.6 个月和 15 个月。在伊布替尼治疗前接受激素治疗以缓解神经症状的患者中 60% 可减少激素的剂量。此外伊布替尼治疗显示出良好耐受性，最常见的不良反应均为 1 ～ 2 级：高血糖症（80%）、贫血和（或）血小板减少症（60% ～ 65%），高胆固醇血症和（或）高甘油三酯血症（60% ～ 65%），低蛋白血症或天冬氨酸氨基转移酶升高（40% ～ 50%）。3 ～ 4 级毒性：中性粒细胞减少症发生率为 15%，发热性中性粒细胞减少症发生率则为 5%。上述不良反应均在停药后消失，但 1 例患者因肺曲霉病永久停用伊布替尼。后续基因组分析结果提示 *CARD11* 突变可能与伊布替尼部分或完全耐药有关。需要注意合并 *MYD88* 和 *CD79b* 突变的 PCNSL 患者接受伊布替尼治疗后均未达 CR，这与全身性 ABC-DLBCL 中缓解率优势相矛盾。

一项前瞻性、多中心、开放性Ⅱ期试验入组了 52 例复发 / 难治性 PCNSL 或原发性玻璃体视网膜淋巴瘤（primary vitreoretinal lymphoma，PVRL）患者，上述患者接受 560mg 伊布替尼单药治疗，直至疾病进展或出现不可耐受的毒性，其中前 4 周内允许给予激素治疗以缓解症状性脑水肿。全部患者均在入组前接受基于 HD-MTX 的化疗方案，其中 4 例患者接受 ASCT 作为巩固治疗，治疗 2 个月后中期分析结果显示 ORR 为 55.6%、CR 为 16.7%；其中 1 例患者出现肺曲霉病但经治疗后康复，截至中期分析时，未报告治疗相关死亡病例。

因伊布替尼单药治疗 PCNSL 显示出良好生存获益，另一项 Ⅰb 期研究探索了其与化疗联合治疗的疗效，其中伊布替尼单药治疗 2 周后再序贯伊布替尼联合多药化疗（替莫唑胺、依托泊苷、脂质体多柔比星、地塞米松、利妥昔单抗），即 TEDDi-R 方案；考虑到非脂质体多柔比星无法穿透血脑屏障，故以脂质体多柔比星替代。针对 ABC-DLBCL 细胞系的体外研究结果显示，HD-MTX 等抗叶酸药物与伊布替尼联合时可观察到相互拮抗效应，而最终的 TEDDi-R 方案则具有明显协同抗肿瘤作用。该研究共入组 18 例 PCNSL 患者，其中 13 例为复发 / 难治性，5 例为新诊断。全部患者接受伊布替尼 560mg、700mg 或 800mg 剂量治疗 2 周，其中 2 例患者在该阶段发生 5 级不良事件（肺 / 中枢神经系统曲霉病），另 16 例患者继续接受 TEDDi-R 方案治疗。伊布替尼单药治疗 ORR 为 94%（17/18），2 例复发 / 难治性患者最终均达到 CR，22% 的脑脊液受累患者在单药治疗后流式细胞术结果变为阴性。接受 TEDDi-R 治疗的患者 CR 达 86%，中位 PFS 为 15.5 个月，中位 OS 未达到。然而，39% 的患者在试验期间感染了侵入性肺 / 中枢神经系统曲霉病。2 例患者在伊布替尼单药治疗阶段死于曲霉病，而在接受 TEDDi-R 治疗期间发生了 5 例曲霉病感染。1 例患者在接受 TEDDi-R 治疗时死于中性粒细胞减少性败血症。相比之下，常规诱导化疗及巩固治疗模式下 PCNSL 治疗相关死亡率仅为 1% ～ 8%。此外，56% 的患者发生 4 级血小板减少症，94% 发生 4 级中性粒细胞减少症。作者引用了他们的前期研究，认为 BTK 缺失模型小鼠对于烟曲霉暴露敏感度更高，提示 BTK 作为巨噬细胞和中性粒细胞反应机制的重要组成部分，可控制曲霉病感染并启动获得性免疫。此外地塞米松与伊布替尼联用可能也是导致曲霉病感染发生的重要促进因素。然而，既往在伊布替尼单药治疗的同时使用激素，曲霉病感染的发生率较低。尽管面临安全性问题，伊布替尼仍可作为 PCNSL 的潜在治疗选择，而预防性抗真菌治疗可能需要和伊布替尼联合使用。

后续伊布替尼治疗 PCNSL 的研究设计方向应为实现更持久缓解的同时提高治疗安全性。一项正在开展的临床试验采用伊布替尼联合 HD-MTX 及利妥昔单抗方案治疗复发 / 难治性 PCNSL 及 SCNSL 患者（NCT02315326）（表 8.1）。本试验为避免药物间的相互作用，HD-MTX 给药当天停用伊布替尼，仅在 HD-MTX 给药后 5 天或完全清除后重新开始使用。初步研究结果显示该联合治疗方案耐受性良好，正在继续入组。另一项临床试验拟评估伊布替尼维持治疗在接受利妥昔单抗、MTX 及另一化疗药物联合方案诱导后的高龄 PCNSL 患者中的疗效及安全性（NCT02623010）（表 8.1）。

表 8.1　正在开展的 PCNSL 临床试验

Clinicaltrials.gov 编号	研究药物	研究设计
NCT02315326	伊布替尼	复发 / 难治性 PCNSL 及 SCNSL 的 Ⅰ / Ⅱ 期试验 HD-MTX 和伊布替尼联合治疗 PCNSL 单臂研究
NCT02623010	伊布替尼	高龄（60 ～ 85 岁）PCNSL 患者使用伊布替尼维持治疗 利妥昔单抗联合 HD-MTX 诱导治疗达到缓解的 PCNSL 患者应用伊布替尼维持治疗，直至复发或疾病进展
NCT02857426	纳武利尤单抗	纳武利尤单抗治疗复发 / 难治性 PCNSL 或 PTL 的 Ⅱ 期研究
NCT02779101	帕博利珠单抗	帕博利珠单抗治疗复发 / 难治性 PCNSL 的 Ⅱ 期试验
NCT03255018	帕博利珠单抗	帕博利珠单抗治疗复发 / 难治性灰区淋巴瘤、PCNSL 及其他结外 DLBCL 的 Ⅱ 期试验
NCT03212807	度伐利尤单抗和来那度胺	度伐利尤单抗联合来那度胺治疗复发 / 难治性原发性 PCNSL 和其他类型的 DLBCL 的 Ⅱ 期研究
NCT02669511	PQR309	PQR309、PI3K 及 mTOR 抑制剂治疗复发 / 难治性 PCNSL 患者的 Ⅱ 期研究
NCT02498951	奥妥珠单抗	HD-MTX 一线诱导治疗并达到 CR 的 PCNSL 患者使用奥妥珠单抗维持治疗随机试验研究 患者随机接受奥妥珠单抗维持治疗或随访观察，其中奥妥珠单抗每 60 天给药一次，持续 2 年或直至疾病进展

伊布替尼在 PCNSL 中作为单一药物似乎具有高反应率，但反应持续时间并不理想。我们正在等待联合研究的结果，这些研究可能会提高伊布替尼的疗效，并进一步明确其毒性特征。

（二）检查点抑制剂

PD-1 是细胞表面活化 T 细胞表达相关抑制性受体，其配体 PD-L1 和 PD-L2 在多种恶性肿瘤中呈高表达。PCNSL 患者亦可观察到 PD-1/PD-L1 信号转导通路激活，激发了人们研究检查点抑制剂的兴趣。其中，PD-L1 过表达尽管在 NHL 整体人群中并不常见，但在 ABC-DLBCL 亚组中较为多见，而这也是 PCNSL 最为常见的亚型。在一项 Ⅰ 期试验中，PD-1 检查点抑制剂用于既往接受多线治疗的 DLBCL 患者的疗效确切。PCNSL 患者因 9p24.1 基因位点（包含

PD-L1/PD-L2 基因）的染色体增加导致体内 PD-L1 往往呈高表达。PCNSL 病灶部位反应性血管周围 T 细胞浸润亦与更佳生存获益有关。以上证据提示 PD-1/PD-L1 抑制剂能够通过拮抗反应性 T 细胞相关 PD-1/PD-L1 信号通路，降低免疫抑制水平以改善预后。纳武利尤单抗及帕博利珠单抗均是人源化抗 PD-1 的 IgG4 抗体，已被 FDA 批准用于治疗多种恶性实体肿瘤，如黑色素瘤、肾细胞癌及非小细胞肺癌等；上述药物亦正在探索用于 PD-L1 过表达的血液恶性肿瘤的治疗，且已被 FDA 批准用于治疗霍奇金淋巴瘤。尽管纳武利尤单抗及帕博利珠单抗治疗 PCNSL 的研究尚处于初级阶段，但 PD-1 抑制剂已显示出一定的治疗潜力。在一项纳入 5 例 PCNSL 患者的初步探索性研究中，4 例复发 / 难治性 PCNSL 患者及 1 例原发性睾丸淋巴瘤（primary testicular lymphoma，PTL）继发中枢神经系统复发的患者，在接受纳武利尤单抗进行 PD-1 阻断治疗后全部获得临床缓解。4 例 PCNSL 患者全部达到 CR，其中 2 例分别在 14 个月、17 个月后复发，另 2 例患者在研究过程中未见疾病复发 / 进展（分别为 13 个月和 17 个月）。此外上述患者治疗耐受性良好，仅 1 例合并慢性肾功能不全的患者发展为需行血液透析的肾衰竭，但这与纳武利尤单抗治疗无关。目前正在开展一项多中心Ⅱ期单臂临床研究，评估纳武利尤单抗单药治疗复发 / 难治性 PCNSL 或 PTL 的疗效及安全性（NCT02857426）。此外还有两项正在进行的研究，拟评估帕博利珠单抗在 PCNSL 患者中的使用价值。其中一项正在进行的是单中心、开放标签、单臂Ⅱ期研究，评估帕博利珠单抗在治疗复发 / 难治性 PCNSL 中的使用（NCT02779101）；另一项研究正在调查帕博利珠单抗在治疗包括 PCNSL 在内的结外淋巴瘤中的使用（NCT03255018）（表 8.1）。尽管免疫检查点抑制剂在 PCNSL 治疗中的初步数据非常令人鼓舞，但仍需更大规模的研究数据以明确其在 PCNSL 治疗中的作用。

（三）泊马度胺和来那度胺

泊马度胺和来那度胺等免疫调节药物对于 ABC-DLCBL 亚型肿瘤细胞具有更强的细胞毒性作用，这可能与大脑介导 MUM1/IRF4 转录因子降解有关。MUM1/IRF4 转录因子是一类在 PCNSL 中高表达的蛋白。IMIDs 还可协同增强利妥昔单抗的 NK 细胞相关抗体依赖性的细胞毒性作用。Ⅱ期临床试验证实来那度胺联合利妥昔单抗治疗 DLBCL 有效。而采用上述方案治疗 PCNSL 的Ⅰ期临床试验在初始诱导治疗后采用来那度胺维持，其中利妥昔单抗静脉和脑室内同时给药，来那度胺剂量采用 10mg、20mg 或 30mg，8 例复发 / 难治性 PCNSL 和 5 例 SCNSL 患者纳入研究，初步分析结果显示 13 例患者中 8 例达到 PR 或更好，脑实质或眼内淋巴瘤患者中 4 例达到 CR。中位随访 18 个月以上，5 例患者缓解持续时间超过 2 年。脑室脑脊液分析结果亦证实来那度胺可渗透进入中枢神经系统。关于 PFS、OS 和不良事件的最终研究结果仍在等待中。

另一项评估来那度胺联合利妥昔单抗治疗 PCNSL 或 PVRL 的多中心Ⅱ期研究入组 50 例既往接受 HD-MTX 治疗的复发 / 难治性患者，首先给予来那度胺 + 利妥昔单抗诱导治疗，再采用来那度胺维持治疗；中期分析结果显示诱导期结束时 ORR 为 39%，CR 为 30%；维持治疗中位随访 9 个月后，中位 PFS 和 OS 分别为 8.1 个月和 15.3 个月。

一项Ⅰ期研究评估了泊马度胺联合地塞米松治疗 25 例复发 / 难治性 PCNSL 或 PVRL 的疗效及安全性；在一个 28 天的周期中，有 21 天给予 4 个递增剂量的泊马度胺，地塞米松每日一次，共治疗 2 个周期；之后为泊马度胺单药治疗直至疾病进展或出现不可耐受的毒性。中期分析结果显示 ORR 为 43%，CR 为 24%；38% 的患者发生 3 ～ 4 级血液学毒性，包括中性粒细胞减少症、贫血或血小板减少症；而 33% 的患者发生非血液学毒性，包括疲劳、脓毒症、皮疹或呼吸系统问题。

PCNSL 患者的分子水平发病机制与 ABC-DLBCL 相似，提示免疫调节剂作为二线治疗具有可行性。目前相关研究正在开展，以评估泊马度胺、来那度胺用于 PCNSL 及 PVRL 治疗的临床价值。另有一项正在进行的研究拟评估度伐利尤单抗（PD-L1 抑制剂）联合来那度胺治疗复发 / 难治性 PCNSL 的疗效及安全性（NCT03212807）（表 8.1）。

（四）坦罗莫司

PI-3/AKT/mTOR 信号通路可能与 PCNSL 肿瘤细胞凋亡关系密切。既往研究发现，在恶性胶质瘤组织中可观察到高浓度坦罗莫司的中枢神经系统渗透性。一项Ⅱ期研究纳入 37 例复发 / 难治性 PCNSL 患者，均接受坦罗莫司单药治疗，结果显示 ORR 为 56%，CR 为 21.5%，中位 PFS 为 2.1 个月。然而，观察到高度毒性，治疗相关死亡率达 13.5%，且多为脓毒症。此外，该药物已知的副作用为肺炎，因此，患者的肺炎是否由药物引起仍有待确认。尽管坦罗莫司具有明确抗 PCNSL 活性，但过高的治疗相关死亡风险导致其临床应用受限。

（五）嵌合抗原受体 T 细胞疗法

CAR-T 细胞是基因工程化改造的细胞，旨在靶向 CD19（一种在大部分 B 细胞上存在的抗原），在包括 DLBCL 在内的多种 B 细胞恶性肿瘤中显示出良好的治疗前景，最近被 FDA 批准用于治疗复发 / 难治性 DLBCL。尽管 CAR-T 细胞可穿过 BBB 并在脑脊液中检出，但 CAR-T 细胞疗法相关临床研究往往常规排除中枢神经系统受累人群。近期发表的病例报告显示 1 例 CNS 复发累及脑实质的难治性 DLBCL 患者接受靶向 CD19 的 CAR-T 细胞疗法可达到 CR，并在后续 12 个月持续缓解。目前仍需要更多数据来证实 CAR-T 细胞疗法在 PCNSL 治疗中的价值，期待未来临床试验中可纳入中枢神经系统受累患者。

十、结论

尽管近年来 PCNSL 治疗取得一定进展，特别是在一线治疗方面，但复发 / 难治性人群预后仍较差。除了 PSNSL 发病率较低及多合并严重临床症状外，大部分临床试验排除 CNS 受累患者也影响该病的临床探索。但新型药物为 PCNSL 患者特别是复发 / 难治性人群的未来治疗提供了希望。尽管目前开展的研究规模均较小，但其为 PCNSL 患者预后改善提供了潜在方向。未来 PCNSL 治疗应更加关注不同新型免疫治疗药物联合或不联合标准化疗方案的应用前景。

（黄嘉佳 李志铭 译）

第9章 成人T细胞白血病/淋巴瘤

Luis Malpica Castillo and Christopher Dittus

一、引言

成人T细胞白血病/淋巴瘤（adult T-cell leukemia/lymphoma，ATLL）是由1型人类T细胞白血病病毒（human T-cell leukemia virus type 1，HTLV-1）引起的成熟外周T细胞肿瘤。1977年，Takatsuki等首先报道了该疾病；1980年Poiesz等发现该疾病是由HTLV-1引起的。除ATLL外，HTLV-1还导致多种疾病发生，包括HTLV-1相关性脊髓病/热带痉挛性截瘫（HTLV-1-associated myelopathy/tropical spastic paraparesis，HAM/TSP）、感染性皮炎，以及播散性钩虫病和结痂性疥疮等严重的寄生虫感染。ATLL预后欠佳，常规药物无法实现治愈。根据Katsuya等发表的日本最大规模的回顾性研究，在1594例接受现代积极疗法治疗的患者中，急性型和淋巴瘤型的MS分别为8.3个月和10.6个月。接受alloHSCT似乎是治愈ATLL的唯一手段。本章将回顾流行病学、临床表现、诊断以及传统和新型治疗方法，包括正在进行的临床试验和临床前药物。

二、流行病学

ATLL的分布主要由HTLV-1感染的流行病学特征决定。全球约有1000万HTLV-1感染患者，主要集中在日本西南部、加勒比海盆地、中美洲和南美洲以及西非地区。在西方国家，HTLV-1感染率最高的地区是海地、牙买加、多米尼加共和国、巴西东北部和秘鲁。美国HTLV-1和ATLL的患者主要来自移民者，尤其是来自西非和加勒比海的移民。南佛罗里达是离加勒比海最近的大陆地区，因此，HTLV-1相关疾病在迈阿密较为常见。东海岸沿线的大城市，尤其是波士顿和纽约，也有大量HTLV-1感染者。波士顿因为有大量佛得角移民，可能面临HTLV-1感染风险，但数据极少。美国原住民人口中感染HTLV-1者极少。

该病毒主要通过母婴传播。儿童感染风险与血清阳性母亲的母乳中病毒载量、母子之间经典的HLA-1类的一致性及母乳喂养时间均相关。在日本，对孕妇进行病毒筛查并避免感染母亲母乳喂养已将传播率降低80%。其他传播方式包括输血、共用注射器和性行为。大多数HTLV-1感染者终身无临床症状，很难判断哪些人会发展为HTLV-1相关疾病。对于HTLV-1携带者来说，将近10%的感染者最终罹患HTLV-1相关疾病（包括ATLL、HAM/TSP、葡萄膜炎、多发性肌炎和关节病）。

ATLL 具有一些有趣的特征。首先，ATLL 在日本西南部，特别是九州地区高度流行。其次，HTLV-1 在人 CD4+ T 细胞中终身潜伏。特别是在 ATLL 中具有非常长的潜伏期，通常只有在婴幼儿期（通过母乳喂养）感染 HTLV-1 的患者才会面临发病风险。那些通过输血、静脉注射或性接触感染的成年个体，患 HAM/TSP 或其他 HTLV-1 相关疾病的风险更高。HTLV-1 感染者发生导致 ATLL 的恶性转化的累积风险为 4% ～ 7%。第三，ATLL 在日本主要发生于 60 ～ 70 岁的成年人，而在加勒比海盆地、中美洲和南美洲主要发生于 40 ～ 50 岁的成年人。然而，现阶段并没有明确的证据表明这种区域差异存在的原因。

病毒致癌蛋白 Tax 诱导 CD4+ T 细胞转化为癌性 ATLL 细胞。HTLV-1 感染的 T 淋巴细胞会导致病毒载量增加，对 HTLV-1 DNA 载量的影响更为明显。针对 Gag 和 Env（病毒蛋白）的中和抗体反应和 Tax 特异性细胞毒性 T 细胞反应会诱导感染细胞被杀灭。HTLV-1 能够通过降低 Tax 表达以及刺激 HBZ（碱性亮氨酸拉链因子）表达来逃逸免疫。随后，HBZ 会通过抑制 Tax 依赖性病毒转录、刺激其自身表达和诱导 T 细胞增殖等形成慢性感染。在外周 ATLL 细胞中检测不到 Tax 蛋白表达；HBZ 是唯一在 ATLL 中持续表达的病毒蛋白。

三、临床特征

临床上，根据 Shimoyama 标准，ATLL 可分为 4 种亚型：急性型、淋巴瘤型、慢性型和冒烟型。急性型和淋巴瘤型是目前最常见的亚型，通常被归类为“侵袭性 ATLL”。急性型表现为白血病阶段，外周血循环中出现非典型淋巴细胞（ATLL 细胞），即“花细胞”（图 9.1），血钙水平和血清 LDH 升高。此外，急性型通常表现为弥漫性淋巴结肿大和器官浸润。淋巴瘤型表现为广泛（通常体积较大）的淋巴结肿大、LDH 显著升高、器官浸润，且根据定义，外周血中没有外周 ATLL 细胞（< 1%）。冒烟型和慢性型存在外周 ATLL 细胞（绝对淋巴细胞计数分别为 < 4×10^3 细胞 /μL 和 ≥ 4×10^3 细胞 /μL），LDH 正常或轻度升高（分别为 < 1.5 倍和 < 2 倍正常上限），肺、皮肤或肝脏受累（仅慢性型），但没有其他结外部位受累，且无高钙血症。慢性型基于是否存在风险因素进一步分为高危型和低危型，例如 LDH 水平升高超过正常上限（upper limit of normal，ULN）、血尿素氮水平超过 ULN，并且血清白蛋白水平低于正常下限。总

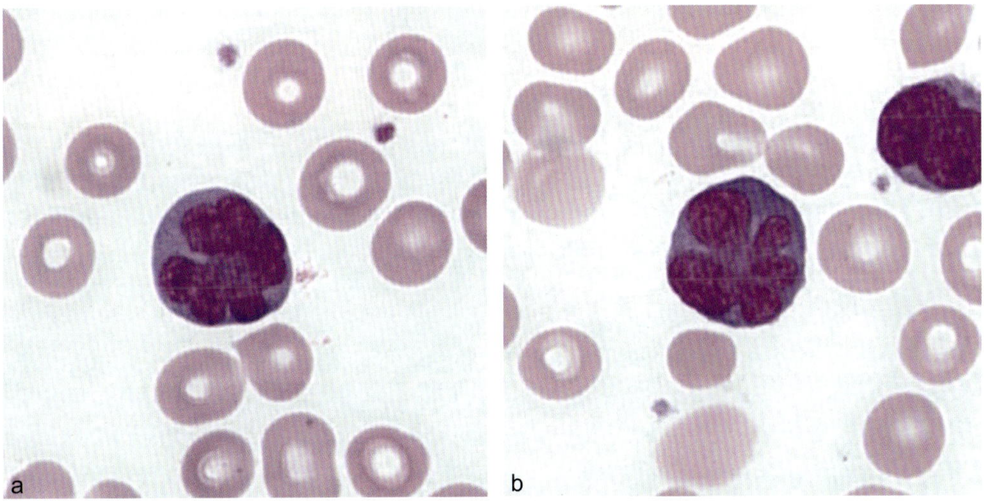

图 9.1　花细胞（非典型淋巴细胞）（图片来自 UNC 血液科）

之，ATLL 的冒烟型、慢性型和急性型构成一个连续的白血病疾病谱，其中冒烟型是最低危的分型。急性型和淋巴瘤型是最具侵袭性的亚型，它们有发生 TLS 和 CNS 受累的风险。ATLL 各亚型可表现出不同的皮肤改变。

ATLL 患者常合并机会性感染，这主要是由于 HTLV-1 感染 T 细胞引起的免疫功能障碍。寄生虫（尤其是钩虫病）、真菌和病毒感染可见于 ATLL 所有亚型。鉴于 ATLL 患者存在严重感染的风险，预防这些感染并发症至关重要。

四、诊断和相关检查

ATLL 的诊断需要全面的病史数据，包括流行病学、临床特征和实验室 / 病理学数据。尽管几乎所有被诊断为 ATLL 的患者都出生在 HTLV-1 流行地区，但也有极少数出生在非流行地区。高钙血症是一个重要的临床标志；超过 70% 的 ATLL 患者在整个病程中会出现高钙血症，且常伴有溶骨性病变。高钙血症和急性型 ATLL 最相关；惰性型只在进展为侵袭性时才会出现高钙血症。ATLL 患者的甲状旁腺激素相关肽常升高。在 ATLL 患者中可观察到严重的嗜酸性粒细胞增多症；然而，最新数据表明，这一现象与针对机会性病原体的适当 Th2 反应失衡有关。相反，播散性粪类圆线虫病患者可能会出现嗜酸性粒细胞减少症。在白血病阶段，白细胞计数可能增加到数十万，外周血涂片可能出现“花细胞”，这是 ATLL 的特征性表现。怀疑 ATLL 的患者必须进行 HTLV-1 检测以明确诊断。确诊 HTLV-1 病毒感染主要通过酶联免疫吸附试验进行，并且需要通过蛋白质印迹和（或）聚合酶链反应进行验证。阳性结果不能单独确诊 ATLL，但阴性结果可以排除 ATLL的可能性。

肿瘤细胞的主要免疫表型是 CD4+ 辅助 T 细胞：CD3+、CD4+、CD7 −、CD8 − 及 CD25+。CD30 表达在 ATLL 中呈多样性，急性型 ATLL CD30+ 细胞比例低于淋巴瘤型 ATLL（阳性率分别为 28% 和 47%）。淋巴瘤型的诊断主要依据淋巴结活检，活检组织需进行流式细胞术和 IHC 检测。ATLL 患者的 IHC 检测结果应为 ALK、PAX5、TdT 均阴性。增殖指数 Ki-67 在侵袭性 ATLL 中通常非常高。骨髓穿刺和活检有利于疾病诊断及分期，且与预后相关。

在临床实践中，对 ATLL 患者的评估需包括完整的血细胞计数（包括细胞分化）和外周血涂片；此外，所有 ATLL 患者应进行 LDH 水平检测、TLS 检测（包括尿酸、磷酸盐、钙、钾和肌酐水平）及可溶性白细胞介素 -2 受体（soluble interleukin 2 receptor，sIL-2R）检测。初诊患者需要完善 G6PD 检测，以评估是否存在遗传缺陷，从而避免使用重组尿酸氧化酶拉布立酶。应评估患者是否合并其他病毒感染，包括人类免疫缺陷病毒、乙型肝炎病毒和丙型肝炎病毒。此外，所有适合进行异基因干细胞移植以达到治愈可能性的侵袭性 ATLL 患者，在确诊后应立即对其兄弟姐妹进行 HLA 配型，因为这一过程耗时较长，且化疗后的缓解往往比较短暂。

所有侵袭性 ATLL 患者都应接受影像学检查，以评估淋巴结肿大、脾大、器官浸润和骨骼受累情况。Ann Arbor 分期系统适用于急性型和淋巴瘤型 ATLL。当外周血中检测到 ATLL 细胞时，患者诊断为Ⅳ期，但仍需进行影像学检查。使用增强 CT 或 PET-CT 进行影像学检查已足够；然而，鉴于该疾病进展迅速，除非 PET 成像极易获得，否则不应为了进行 PET 检查而延迟治疗。侵袭性 ATLL 通常会侵犯中枢神经系统；因此，所有初诊的急性型和淋巴瘤型 ATLL 患者都应进行头颅影像学（CT 或 MRI）检查，并进行腰椎穿刺检查脑脊液细胞学和流式细胞术。而且，在初次腰穿时应进行鞘注化疗药物。

最后，ATLL 的组织病理学表现出较大的异质性，与其他类型的 T 细胞淋巴瘤相似。ATLL

的鉴别诊断包括成熟 T 细胞淋巴瘤，如非特殊型外周 T 细胞淋巴瘤（peri-pheral T cell lymphoma of not otherwise specified，PTCL-NOS）、ALCL、AITL，以及 HL。由于 ATLL 常表现为皮肤病和白血病，因此，需要与皮肤 T 细胞淋巴瘤（cutaneous T-cell lymphoma，CTCL）鉴别。在 WHO 的分类中，只有在确定 HTLV-1 感染的情况下，才能对 ATLL 进行正确的诊断。

五、预后

ATLL 预后不佳，常规药物难以治愈。自 20 世纪 70 年代该疾病被首次发现以来，直至 1991 年 Shimoyama 发表的综述才表明，急性型和淋巴瘤型 ATLL 患者的 MS 分别仅为 6 个月和 10 个月。在 Katsuya 等发表的日本最大规模的回顾性研究中，1594 例接受现代强方案治疗的患者，急性型和淋巴瘤型的 MS 分别为 8.3 个月和 10.6 个月；慢性型和冒烟型的 MS 分别为 31.5 个月和 55 个月。急性型、淋巴瘤型、慢性型和冒烟型的 4 年 OS 分别为 11%、16%、36% 和 52%。比较上述两项研究结果显示，4 年 OS 有所改善（除了冒烟型 OS 低于预期），但 ATLL 的长期预后仍然不佳，因此，迫切需要开发针对该疾病的新型治疗策略。

侵袭性 ATLL 预后不良的相关因素包括 Ki-67 高表达、血钙、甲状旁腺激素相关蛋白、LDH、胸苷激酶、sIL-2R、β2 微球蛋白和神经元特异性烯醇化酶等的水平升高。这些因素尤其与急性型 ATLL 相关。基于这些指标，研究者制订了预后评分系统。Katsuya 等发布的最新研究包括 807 位初诊为侵袭性 ATLL（急性型和淋巴瘤型）的患者，Ann Arbor 分期（Ⅲ / Ⅳ期，2 分）、体能状态（ECOG 评分 2 ～ 4 分，1 分）和 3 个连续变量（年龄＞ 70 岁、血清白蛋白水平低于 3.5g/dL 和 sIL-2R 水平高于 20 000U/mL；各 1 分）被确定为独立的不良预后因素。低分（0 ～ 2 分）的中位 OS 为 16.2 个月，中分（3 ～ 4 分）的中位 OS 为 7 个月，高分（5 ～ 6 分）的中位 OS 是 4.6 个月。

此外，一些研究还发现了与侵袭性 ATLL 预后不良相关的其他因素，例如骨髓受累、皮肤受累和单核细胞增多。嗜酸性粒细胞增多、血清 LDH 和尿素水平升高以及血清白蛋白水平降低与慢性型 ATLL（也称为“具有不良特征的慢性型 ATLL”）的预后不良相关。CD30 阳性与急性型和慢性型预后不良相关（CD30+ 和 CD30 – 的 MS 分别为 10.1 周和 33.7 周），但与淋巴瘤型 ATLL 的预后无关。c-Rel 和 IRF4（也称为 MUM1 或多发性骨髓瘤致癌基因 1）的表达与抗病毒耐药性和不良预后相关。此外，与 CCR4 阴性患者（中位 OS 为 20.6 个月）相比，CCR4 阳性与皮肤受累和更短的 OS（中位 OS 为 9.5 个月）相关。

六、传统治疗方法

（一）抗逆转录病毒疗法

ATLL 的治疗仍然具有挑战性，并且其治疗方案取决于临床亚型。在包括日本在内的一些国家，侵袭性 ATLL（急性型、淋巴瘤型和具有不良特征的慢性型）的一线治疗方案通常为化疗；然而，在美国、欧洲和一些南美国家（例如巴西和秘鲁），NCCN 治疗指南推荐齐多夫定（zidovudine，AZT）和干扰素 -α（interferon-α，IFN-α）作为非淋巴瘤型的一线治疗。冒烟型和低危慢性型的患者可以随访观察，也可以接受 AZT-IFN 治疗。在这些人群中，窄谱紫外线 B 段（narrowband ultraviolet B，NB-UVB）光疗用于治疗浅表皮肤病损，补骨脂素联合紫外线 A 段（psoralen and ultraviolet A，PUVA）用于治疗浸润性皮肤损伤。一项研究表明，光疗联合依托泊苷（25 ～ 75mg/d，持续 2 ～ 4 周后间隔 1 周或隔周服用，持续 2 ～ 4 周）治疗冒烟型

ATLL 患者，可提高其生存率。值得注意的是，冒烟型和良性慢性型 ATLL 患者经一线化疗方案治疗后，其生存率更差。

尽管应用细胞毒性化疗，但 ATLL 患者存活时间仍较短。Gill PS 等于 1995 年提出 AZT-IFN 联合可用于降低 ATLL 患者的死亡率。该研究表明，即使先前化疗失败的患者也可有良好的反应。后续系列研究支持了这一发现。唯一一项前瞻性研究是关于 AZT-IFN 对 ATLL 患者疗效的小规模Ⅱ期临床试验，包括 13 例一线患者和 6 例复发患者。研究仅纳入侵袭性 ATLL 患者（15 例急性型和 4 例淋巴瘤型），17 例可评估肿瘤的患者中，13 例获得缓解，其中 9 例达 CR，4 例达 PR。AZT-IFN 作为一线方案的 ORR 约为 91%（58% CR 和 33% PR）。EFS 为 7 个月（AZT-IFN 作为一线方案治疗 10 个月，化疗后使用 2 个月）。中位 OS 为 11 个月，接受 AZT-IFN 作为一线方案治疗达 CR 的患者生存期为 28 个月。尽管反应显著，但大多数患者最终复发并需要进一步治疗。Bazarbachi 等进行的荟萃分析评估了来自 4 个西方国家的 254 例患者使用 AZT-IFN 的治疗效果。初始阶段经 AZT-IFN 治疗的慢性型和冒烟型 ATLL 患者的 5 年生存率为 100%；使用 AZT-IFN 方案达 CR 的急性型 ATLL 患者，5 年生存率为 82%。2013 年 6 月，研究人员在蒙特利尔举行的“第 16 届 HTLV-1 国际会议”总结了这些结果并提出：AZT-IFN 对白血病型 ATLL 治疗有效，应考虑成为一线治疗方案；只有对 AZT-IFN 无效时才建议进行化疗。另一项研究评估了化疗联合 AZT-IFN 的有效性，结果显示，在侵袭性 ATLL 中有一定效果。三氧化二砷可诱导白血病 ATLL 细胞的细胞周期停滞和凋亡，已有研究探索其与 IFN 以及 AZT-IFN 的联合应用。三氧化二砷与 AZT-IFN 联合应用的研究显示，慢性型 ATLL 的 ORR 为 100%。尽管前景光明，但仍需要更多前瞻性数据来更好地评估这些结果。

（二）化疗

已在 ATLL 患者中评估了多种化疗药物的联合应用，最常用的化疗方案是 CHOP（环磷酰胺、多柔比星、长春新碱和泼尼松），CHOEP（环磷酰胺、多柔比星、依托泊苷、长春新碱和泼尼松），VCAP-AMP-VECP（长春新碱、环磷酰胺、多柔比星、泼尼松 - 多柔比星、雷莫司汀和泼尼松 - 长春地辛、依托泊苷、卡铂、泼尼松），ATL-G-CSF（长春新碱、长春地辛、多柔比星、米托蒽醌、环磷酰胺、依托泊苷、雷莫司汀和泼尼松龙，并预防性使用粒细胞集落刺激因子）和改良 EPOCH（依托泊苷、泼尼松龙、长春新碱、卡铂和多柔比星；用卡铂代替环磷酰胺）。尽管进行了强化治疗，中位生存时间也仅维持 6 ～ 8.5 个月。日本临床肿瘤学组已开展多项临床试验，评估不同化疗方案的疗效。Tsukasaki K 等于 2007 年发表了其课题组的研究，结果显示，与每 2 周进行一次 CHOP 方案相比，VCAP-AMP-VECP 方案（也称为 LSG-15 方案）对侵袭性 ATLL 效果良好；CR 分别为 40% 和 25%，中位生存时间分别为 13 个月和 11 个月。尽管该方案具有显著的毒性（包括 3 例治疗相关死亡），但它仍成为日本治疗侵袭性 ATLL 的标准方案。由于一些药物在美国未获批，因此，剂量调整的 EPOCH、CHOP、CHOEP 和 hyperCVAD（环磷酰胺、长春新碱、多柔比星和地塞米松、甲氨蝶呤、阿糖胞苷）等方案可作为替代方案。由于侵袭性 ATLL 经常累及中枢神经系统（范围 10% ～ 25%），因此，建议进行鞘内化疗预防。

七、新型药物

当前 ATLL 传统治疗方案仍未能实现长期生存。因此，人们开始转向评估具有新型作用机制的药物。其中部分药物已被研究用于治疗 ATLL，但目前均未获得 FDA 的批准。在本章的其余部分，我们将重点介绍这些新型药物背后的研究。表 9.1 比较了针对一线和复发性 ATLL 的各种治疗方案。表 9.2 列出了美国正在进行的各种新型药物临床试验。

表 9.1　一线治疗和复发治疗中使用的治疗方案

治疗方案	*N*	研究项目	ORR（%）	CR（%）	PFS（月）	OS（月）
AZT-IFN	19	Ⅱ期	76.5	53	10	11
CHOP-14	61	随机Ⅱ期	66	21	5.4	11
LSG-15	57	随机Ⅱ期	72	40	7	13
来那度胺	26	Ⅱ期	42	19	3.8	20.3
BV-CHEP	2	Ⅰ期	100	100	18.5	NR
莫格利珠单抗	27	Ⅱ期	50	31	5.2	13.7
莫格利珠单抗联合 LSG-15	29	随机Ⅱ期	86	52	8.5	NR

注：AZT-IFN. 齐多夫定 - 干扰素 -α；BV-CHEP. 维布妥昔单抗联合环磷酰胺、多柔比星、依托泊苷、泼尼松；CHOP-14. 环磷酰胺、多柔比星、长春新碱和泼尼松，14 天为 1 个疗程；CR. 完全缓解；LSG-15. VCAP-AMP-VECP（长春新碱、环磷酰胺、多柔比星、泼尼松 - 多柔比星、雷莫司汀和泼尼松 - 长春地辛、依托泊苷、卡铂、泼尼松），15 天为 1 个疗程；N. 患者数量；ORR. 总体缓解率；OS. 总生存期；PFS. 无进展生存期

表 9.2　美国目前正在为 ATLL 患者开展临床试验

状态	研究题目	纳入条件	方案	研究单位
招募	BV-CHEP 作为治疗 ATLL 一线方案	ATLL	药物：BV-CHEP	北卡罗来纳州教堂山（北卡罗来纳大学医院和诊所）以及波士顿和纽约的其他中心
招募	贝利司他联合齐多夫定用于 ATLL 的一线治疗	ATLL	药物：贝利司他，AZT-IFN，聚乙二醇 -IFN	佛罗里达州迈阿密（迈阿密大学）
招募	皮下注射人 IL-15（s.c.rhIL-15）和阿仑单抗用于治疗难治性 / 复发性 ATLL 患者	ATLL	生物学：IL-15 联合阿仑单抗	马里兰州贝塞斯达（NIH）
招募	利妥昔单抗治疗成人 T 细胞白血病	ATLL	药物：利妥昔单抗	马里兰州贝塞斯达（NIH）

注：ATLL. 成人 T 细胞白血病 / 淋巴瘤；AZT. 齐多夫定；BV-CHEP. 维布妥昔单抗联合环磷酰胺、多柔比星、依托泊苷、泼尼松；IFN. 干扰素 -α；IL-15. 白细胞介素 15；NIH. 国立卫生研究院

（一）单克隆抗体疗法

1. *维布妥昔单抗*　维布妥昔单抗是一种抗体 - 药物偶联物，耦合了抗 CD30 单克隆抗体和微管破坏剂单甲基澳瑞他汀 E。BV 是治疗 HL、ALCL、CD30+ PTCL、CD30+ CTCL 和 CD30+ DLBCL 的有效方案。然而，BV 对 ATLL 的疗效尚不明确。Campuzano-Zuluaga 等于 2013 年发表的一项研究表明，ATLL 中的 CD30 表达存在差异，约 22.1% 的 ATLL 呈 CD30 阳性。重要的是，本研究中 CD30 阳性表达的临界值高达 30%。BV 已被证明对 CD30 表达水平低于 10% 的 CTCL 具有明确疗效。2014 年，Fanale 等发起的Ⅰ期多中心临床试验评估了 BV 在 CD30 阳性 PTCL 中的安全性和有效性，其中 2 例 ATLL 患者接受 BV-CHP（环磷酰胺、多柔

比星和泼尼松）治疗并达到 CR（1 例患者为Ⅳ期，IPI 评分为 3%，25% 的 CD30 表达，PFS 达 7.1 个月；另 1 例患者为Ⅳ期，IPI 评分为 5%，98% 的 CD30 表达，PFS 达 22.8 个月）。该研究的最新数据已于近期发表，1 例 ATLL 患者仍处于缓解期，PFS 已超 56.7 个月，OS > 64.1 个月。目前，一项Ⅲ期临床试验（ECHELON-2）招募患者截至 2017 年 7 月，比较 BV-CHP 和 CHOP 在 CD30 阳性成熟 T 细胞淋巴瘤初始治疗中的疗效，但数据分析正在进行中。两项有希望的Ⅱ期临床试验目前正在招募患者。一项试验位于西海岸，评估 BV 联合化疗对 CD30 阳性 PTCL 患者的疗效，该试验将招募 ATLL 患者。另一项试验专门针对 ATLL 患者，重点关注位于美国东海岸的 ATLL 患者，这项试验在北卡罗来纳大学教堂山分校开展，并将与波士顿的罕见淋巴瘤工作组合作，以获得更多 ATLL 患者。该研究评估 ATLL 患者接受 4 ～ 6 个疗程的 BV-CHEP 方案（维布妥昔单抗、环磷酰胺、多柔比星、依托泊苷和泼尼松）治疗的情况。符合异基因移植条件的患者将在 CR1 后通过移植进行巩固治疗。不符合移植条件但 CD30 阳性的患者将在完成 6 个疗程的 BV-CHEP 治疗后继续接受 BV 维持治疗。不符合移植条件的 CD30 阴性患者将在完成 6 个疗程的 BV-CHEP 治疗后进入随访期。

2. **莫格利珠单抗** 莫格利珠单抗是一种靶向 CCR4 的人源化单克隆抗体。研究发现，在约 88.3%（99/103 例）的 ATLL 患者中存在 CCR4 过度表达的情况，且该部分患者预后不良。基于一项治疗复发 / 难治性 ATLL 的Ⅱ期临床试验，莫格利珠单抗于 2012 年在日本获批。该研究纳入了 27 例 CCR4 阳性的侵袭性复发性 ATLL 患者，莫格利珠单抗的使用剂量为 1.0mg/kg，每周静脉注射一次，共 8 周。中位 PFS 为 5.2 个月，中位 OS 为 13.7 个月。常见不良反应包括细胞减少症、发热、皮疹、寒战和 1 例多形红斑。2015 年，Ishida 等进行了一项随机Ⅱ期临床试验，比较莫格利珠单抗联合 LSG-15 方案与 LSG-15 方案对新诊断的侵袭性 ATLL 患者的疗效。研究显示，联合治疗组与 LSG-15 治疗组的 CR 分别为 52% 和 33%，中位 PFS 分别为 8.5 个月和 6.3 个月。在随访的 413 天和 502 天后，两组均未达到中位 OS。2016 年 10 月，一项回顾性研究分析了 82 例在以莫格利珠单抗为基础的一线治疗后接受异基因干细胞移植的 ATLL 患者，发现莫格利珠单抗与 3 ～ 4 级急性移植物抗宿主病（graft-versus-host disease，GVHD；相对风险：1.80；$P < 0.01$）、非复发死亡率（$P < 0.01$）增加和总体生存率下降（$P < 0.01$）之间存在显著相关性。基于这些发现，应谨慎将莫格利珠单抗用于适合移植的患者。2017 年 10 月，发表了莫格利珠单抗Ⅰ期和Ⅱ期临床研究的最新随访分析数据。该分析报告称，Ⅰ期和Ⅱ期研究的 3 年生存率分别为 31% 和 23%。这项研究得出了一个有趣的结论：作为免疫相关不良事件，出现 2 级或以上皮疹的患者的 PFS 和 OS 更好（在 1 级和≥ 2 级皮疹患者中，1 年无进展生存率为 0 vs. 50%，3 年生存率为 8% vs. 36%）。

3. **阿仑单抗** 阿仑单抗是可与 CD52 结合的单克隆抗体，CD52 是在正常和病理性 B 细胞和 T 细胞上表达的抗原，它在 CLL、CTCL 和 PTCL 中活化。与其他类型 PTCL 相比，ATLL 中 CD52 常为阳性。有研究评估了阿仑单抗联合标准剂量 CHOP 方案作为一线治疗方案对 PTCL 患者的疗效，结果显示 71%（17/24）的患者达到 CR，总体中位反应持续时间为 11 个月；然而，该疗法伴有 CMV 的再激活。美国国立卫生研究院开展的一项Ⅱ期临床研究纳入了 29 例慢性型、急性型或淋巴瘤型 ATLL 患者，使用阿仑单抗作为一线治疗方案，结果显示阿仑单抗在诱导治疗急性型 HTLV-1 相关（29 例患者中的 15 例）ATLL 患者中产生了作用；然而，反应持续时间、PFS 和 OS 较短（中位反应持续时间为 1.4 个月，中位 PFS 为 2.0 个月，OS 为 5.9 个月）。尽管阿仑单抗在 ATLL 中表现出一定作用，但适中的生存率和 CMV 感染风险限制了其在治疗 ATLL 方面的使用。

4. 达利珠单抗 CD25（白细胞介素 -2 受体 α 链）在 ATLL 中普遍表达，因此也是单克隆抗体疗法的靶点之一。抗 CD25 药物达利珠单抗可用于预防器官移植排斥反应，两项临床试验探究了其在 ATLL 中的疗效。一项研究评估了 34 例患者单独使用达利珠单抗（8mg/kg）的效果，发现 18 例侵袭性 ATLL 患者对其没有响应。第二项研究是一项Ⅱ期临床试验，评估了 15 例使用较低剂量达利珠单抗（1mg/kg）联合标准 CHOP 化疗方案治疗 ATLL 患者的疗效，结果显示中位 OS 为 10 个月，CR 和 PR 分别达 33% 和 20%。总之，达利珠单抗的疗效不如预期，因此，这种药物尚未得到广泛应用。

（二）免疫调节疗法

来那度胺是一种免疫调节剂，目前用于多种血液系统恶性肿瘤。已有相关Ⅰ期、Ⅱ期临床试验评估了来那度胺在复发 / 难治性 ATLL 中的作用，显示出具有临床意义的抗肿瘤效果。Ishida 等于 2016 年 12 月发表了一项Ⅱ期临床试验（ATLL-002）的最新随访结果分析，纳入了 26 例至少经过 1 个疗程治疗后复发的 ATLL 患者（中位年龄 68.5 岁），其中侵袭性 ATLL 和伴不良特征的慢性型分别为 22 例和 4 例，接受每日口服 25mg 来那度胺的方案，直至病情进展或出现不可接受的毒性。中位 PFS 和 OS 分别为 3.8 个月和 20.3 个月。CR 和 ORR 分别为 15% 和 42%。根据疾病亚型，急性型的缓解率为 33%（5/15），淋巴瘤型的缓解率为 57%（4/7），伴不良特征的慢性型的缓解率为 50%（2/4）。根据疾病部位，靶病变（淋巴结和淋巴结外）的缓解率为 31%，皮肤的缓解率为 75%，外周血的缓解率为 60%。对加入莫格利珠单抗治疗的缓解情况进行分析，发现在先前接受过莫格利珠单抗治疗的患者中，缓解率为 18%；而在未接受过莫格利珠单抗治疗的患者中缓解率为 60%。这些结果提示进一步研究来那度胺在 ATLL 中的应用是很有必要的。

（三）PD-1/PD-L1 通路

PD-1 和 PD-L1 在淋巴系统恶性肿瘤的肿瘤细胞和肿瘤浸润性非恶性细胞中均有表达。越来越多的数据表明，PD-1 在肿瘤患者的 T 细胞中表达水平较高。高水平的血浆可溶性 PD-L1 和淋巴瘤细胞中的 PD-L1 表达与较差的 OS 相关，并被认为是 DLBCL 中重要的生物学标志物；此外，PD-1/PD-L1 通路阻断疗法对 HL 呈现出显著的疗效。以上结果表明 PD-1/PD-L1 通路可能支持肿瘤细胞存活，阻断该通路可能是治疗包括 DLBCL 和 HL 在内的淋巴系统恶性肿瘤的有效方法。研究结果表明在 ATLL 中，CD4+CD25+ 和 CD4+CD25- T 细胞上的 PD-1 表达增加，然而 CD8+ T 细胞上并无增加。同样，在大多数的血液系统恶性细胞（包括 ATLL 细胞）中都发现了 PD-L1 高表达。Miyoshi 等于 2016 年 9 月发表的一项研究对 135 例 ATLL 活检标本进行了 PD-L1 染色（其中急性型、淋巴瘤型和冒烟型分别为 51%、48% 和 1%）。他们观察到 PD-L1（+）ATLL 患者的 OS 低于 PD-L1（–）ATLL 患者（中位生存时间分别为 7.5 个月和 14.5 个月，P=0.008 5）。这是第一份阐述 ATLL 中 PD-L1 表达的临床病理特征和结果的报告。在美国，NCI 进行了一项Ⅱ期临床试验，评估纳武利尤单抗对 PD-L1 突变和过表达的 ATLL 患者的治疗效果。接受治疗的前 3 例患者在使用单剂纳武利尤单抗后出现了白细胞增多、高钙血症、肾功能不全和 LDH 水平升高。由于数据表明疾病进展迅速，该研究被停止。需要更多研究来阐明 PD-L1 在 ATLL 中的作用。

（四）HDAC 抑制剂

组蛋白脱乙酰酶（histone deacetylase，HDAC）是参与染色质重塑的酶，在表观遗传调控基因表达中起关键作用。HDAC 抑制剂可诱导非组蛋白及核小体组蛋白的过度乙酰化，导致受抑制基因的表达，这些基因与癌细胞的生长停滞、终末分化和（或）凋亡有关。HDAC 抑制剂，如伏立诺他、罗米地辛（酯肽）和帕比司他（LBH589），在临床前和临床研究中显示出对包括 ATLL 在内的 T 细胞恶性肿瘤的有效性。LBH589 在体外实验和小鼠模型中具有显著的抗 ATLL 作用。然而，日本开展的一项针对 CTCL 和惰性 ATLL 的Ⅱ期研究由于 ATLL 患者出现皮肤肿瘤萎缩和与溃疡形成相关的严重感染而终止。

（五）IL-2 受体

丹尼白介素 - 白喉毒素是一种靶向恶性 T 淋巴细胞上表达的 IL-2 受体的 IL-2- 白喉毒素融合蛋白，作为单一药物或与 CHOP 联合使用对 PTCL 有良好效果。据报道，一些 ATLL 病例可从这种药物治疗中获益。

（六）抗 Tax 疫苗

已证明，HTLV-1 携带者的细胞毒性 T 淋巴细胞（cytotoxic T lymphocyte，CTL）杀伤 HTLV-1 感染细胞时，HTLV-1 Tax 蛋白发挥重要作用。由于 HTLV-1 感染到 ATLL 发病之间存在较长的潜伏期，受感染细胞中白血病发生的机制有较多步骤，因此，免疫接种可能发挥抗病毒的作用。在日本，Suehiro 等开发了一种抗 ATLL 治疗性疫苗，该疫苗由被 Tax 肽（Tax-DC）脉冲的自体树突状细胞制备。疫苗接种需在 2 周内完成 3 次注射。一项试点研究中，3 例之前接受过治疗的 ATLL 患者（未知亚型）接受了疫苗接种。所有患者均产生了 Tax 特异性 CTL 反应，2 例患者在 8 周时有部分反应，并维持了至少 19 个月。第 3 例患者在 8 周时病情稳定，随后病情缓慢进展。从这项研究开始，研究人员进行了 Tax-DC 疫苗与抗 CCR4 抗体联合使用以增强疫苗作为下一代免疫疗法的功效的临床试验。结果尚未公布。

八、异基因干细胞移植

考虑标准治疗达不到令人满意的疗效，已有研究评估 SCT 在侵袭性 ATLL 中的作用。最初的 ASCT 宣告失败。1996 年，Borg 等首次报道使用异基因干细胞移植（allogeneic stem cell transplantation，allo-SCT）成功治疗 ATLL。移植后 23 个月，该患者仍处于 CR 状态，无疾病进展。自第一例病例以来，日本各团队发表了多篇报告，成果主要以回顾性研究和Ⅰ期临床试验的形式发表。尽管早期研究中严重感染和其他并发症高发，但最近的经验仍令人鼓舞。2013 年，日本造血细胞移植协会报告称，截至 2012 年，已有 1000 多例 ATLL 患者接受了 allo-SCT，每年约有 120 例 ATLL 患者接受移植。这项研究显示，接受 HLA 匹配供体异基因移植的患者 3 年 OS 达 41%。在另一项研究中，研究人员发现Ⅰ/Ⅱ级急性 GVHD 患者 OS 更长，这可能是由于移植物的抗白血病效应。最后，一项研究表明，清髓性预处理方案和减低强度预处理对 OS 没有显著影响，尽管在老年患者中减低强度预处理方案的 OS 略有延长的趋势。

关于非日本患者的研究经验，2014 年 10 月，Bazarbachi 等报道了 21 例接受 SCT（4 例 ASCT 和 17 例 allo-SCT）的 ATLL 患者（7 例急性型、12 例淋巴瘤型）。所有接受 ASCT 的患者都很快死于 ATLL。在接受 allo-SCT 的 17 例患者中（4 例清髓性，13 例减量性），研究发表时有 6 例患者仍然存活（4 例在 SCT 时处于 CR），11 例患者在 2 年内死亡（8 例死于复发 / 进展，3 例死于移植毒性）。该研究得出结论，总体而言，allo-SCT 而非 ASCT，可以挽救一部分复发 ATLL 患者，支持非日本患者存在移植物抗白血病 /ATLL 效应的观点。

最后，Katsuya 等于 2015 年发表了大型回顾性研究，报告了 214 例急性型和淋巴瘤型患者（年龄≤ 65 岁），他们在首次缓解后（*n*=117）、原发性难治性 ATLL（*n*=56）和复发（*n*=41）等情况下接受了 allo-SCT。移植后中位生存时间和 4 年 OS 分别为 5.9 个月和 26%。对移植前的临床情况进行分析发现，移植后的中位生存时间存在差异。首次缓解后移植的患者存活时间为 22 个月，而原发难治性或复发移植的患者存活时间为 3 个月。关于正在进行的临床试验，有一项临床试验仅在加勒比海马提尼克岛大学医院中心招募 ATLL 患者；该研究将评估高危 ALL 患者（ATLL-HR）先用 AZT-IFN、AZT-IFN 联合 CHOP 以及 AZT-DHAP（地塞米松、阿糖胞苷和顺铂）治疗，随后进行 allo-SCT（ATLL-HR-01）的效果。

九、一线和复发 / 难治性疾病的推荐治疗方法

由于该疾病的罕见性，随机对照试验的数据很少，ATLL 的治疗仍具有挑战性。此外，上述几种药物（例如雷莫司汀、长春新碱）在美国尚未获批。图 9.2 总结了基于现有数据和 NCCN 建议的一线和复发 / 难治性疾病的治疗策略。

1. *一线治疗*　目前，ATLL 的治疗方案并不理想，所有诊断为 ATLL 的患者都应接受临床试验筛选。目前对 ATLL 的治疗建议，如前所述，将取决于诊断时的临床亚型。侵袭性 ATLL 患者应立即接受 AZT-IFN（淋巴瘤型除外）抗病毒治疗或联合化疗。NCCN 推荐的化疗方案包括 CHOP、CHOEP、改良 EPOCH 和 hyperCVAD。根据 PTCL 研究推测，对于 60 岁以下的患者，治疗方案中加入依托泊苷是合理的。由于侵袭性 ATLL 患者极易 CNS 受累以及 CNS 复发，建议进行鞘内预防性治疗。任何达到 CR（或 PR）的患者都应评估是否适合 allo-SCT，异基因干细胞移植对体能状态良好的年轻患者尤为有效。对于惰性 ATLL，可在诊断或疾病进展时开始使用 AZT-IFN。如果进行监测，须密切追踪疾病是否进展。如果存在皮肤病变，建议使用局部类固醇进行治疗，对浅表病变使用 NB-UVB 光疗，对浸润性较强的病变使用 PUVA 方案。

2. *复发 / 难治性疾病*　应评估复发 / 难治性 ATLL 患者是否适合进入临床试验。在侵袭性 ATLL 中，如果患者在行 allo-SCT 前对一线化疗没有反应，则应将患者转为挽救性治疗（ICE、DHAP、GDP）；如果达到缓解 / 反应，则应评估患者是否适合 allo-SCT。如果患者在行 allo-SCT 后复发或不适合移植，需要评估 CD30 阳性率。如果呈阳性，患者应接受维布妥昔单抗试验。来那度胺是复发情况下的另一种合理选择。莫格利珠单抗在可使用地域也是可选治疗之一。复发 PTCL 中应用的其他治疗方案也可以推广到 ATLL，但这些方案的效果可能有限。

十、支持性护理

ATLL 的独特之处在于该疾病有许多严重的并发症。ATLL 常见的并发症包括高钙血症、肿瘤溶解综合征和严重感染。与 ATLL 相关的高钙血症通常很严重，血钙水平超过 20mg/dL。治疗应包括积极水化和早期使用双膦酸盐。免疫抑制引起的机会性感染在 ATLL 中很常见。对所有患者都强烈推荐预防肺孢子菌肺炎、单纯疱疹 / 带状疱疹病毒感染、真菌感染和革兰氏阴性细菌感染。应筛查患者是否感染粪类圆线虫，如果筛查结果呈阳性，应接受治疗，因为粪类圆线虫感染有引起重度感染综合征的风险。对于有高暴露风险的患者，应考虑进行结核病筛查。肿瘤溶解综合征是所有侵袭性恶性血液肿瘤的并发症，可能致命；因此，建议尽早积极进行静脉补液，同时给予别嘌醇，并筛查 G6PD 缺乏症。如果患者不缺乏 G6PD，应考虑使用拉布立酶治疗严重的肿瘤溶解综合征。

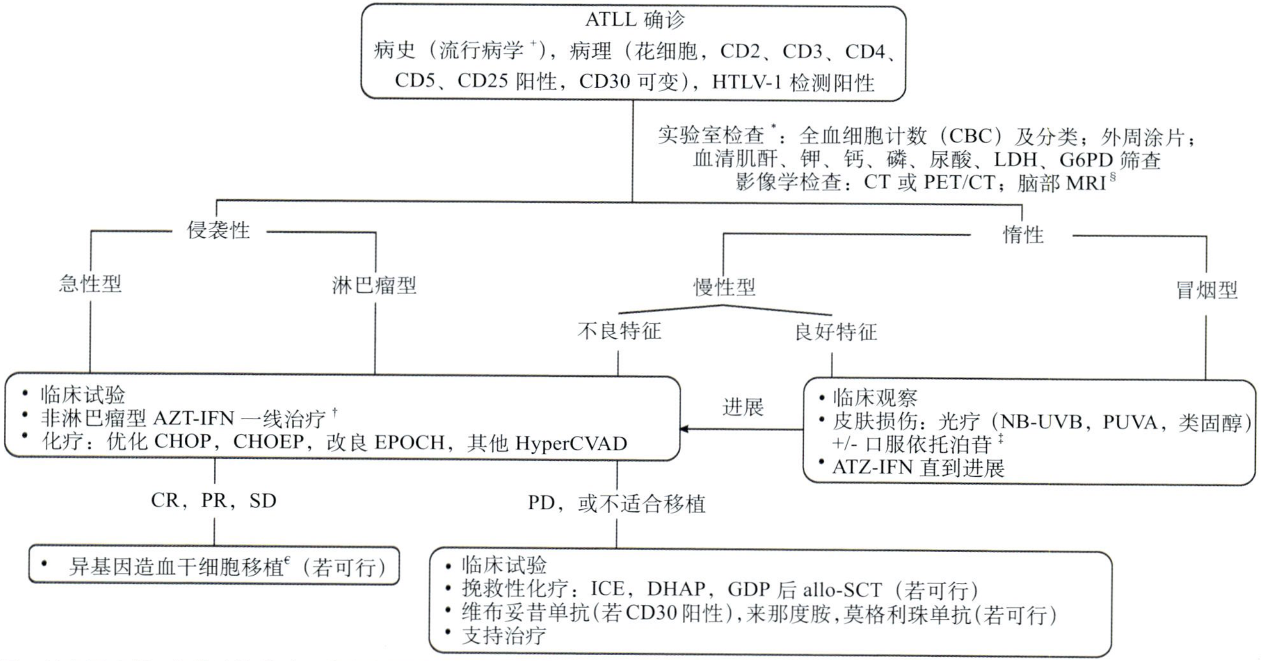

[+] HTLV-1 流行地区：日本西南部、加勒比海盆地、中美洲和南美洲以及西非

[*] 嗜酸性粒细胞增多症和单核细胞增多症与预后较差有关。注意高钙血症和 TLS 综合征（筛查 G6PD 缺乏症，以防止使用拉布立酶造成大出血）

[§] 对于侵袭性 ATLL（急性型和淋巴瘤型），应与 LP 一起进行预防性 IT 化疗，因为 CNS 受累风险增加

[‡] 对于冒烟型，口服依托泊苷 25 ～ 75mg/d，持续 2 ～ 4 周，持续 2 ～ 4 周后间隔 1 周或隔周服用

[†] 只有在有反应时才应继续使用 AZT-IFN 治疗，如果几周后（大多数研究为 1 ～ 2 周）没有反应，则考虑改用多药化疗

[€] 如果年龄小于 50 岁，则考虑清髓性预处理，如果年龄大于 50 岁，则考虑降低强度预处理

allo-SCT. 异基因干细胞移植；AZT-IFN. 齐多夫定 - 干扰素 α；CHOP. 环磷酰胺、多柔比星、长春新碱和泼尼松；CHOEP. 环磷酰胺、多柔比星、依托泊苷、长春新碱和泼尼松；CR. 完全缓解；CT. 计算机断层扫描；G6PD. 葡萄糖 -6- 磷酸脱氢酶；DHAP. 地塞米松、阿糖胞苷、顺铂；GDP. 吉西他滨、地塞米松、顺铂；HyperCVAD. 环磷酰胺、长春新碱、多柔比星和地塞米松 - 甲氨蝶呤、阿糖胞苷；ICE. 异环磷酰胺、卡铂、依托泊苷；改良 EPOCH. 依托泊苷、泼尼松龙、长春新碱、卡铂和多柔比星，卡铂替代环磷酰胺；NB-UVB. 窄谱紫外线 B；PD. 进展性疾病；PET/CT. 正电子发射断层扫描 / 计算机断层扫描；PR. 部分反应；PUVA. 补骨脂素和紫外线 A；TLS. 肿瘤溶解综合征；SD. 稳定疾病

图 9.2　ATLL 治疗策略

十一、结论

ATLL 是一种由 HTLV-1 引起的罕见 T 细胞肿瘤。目前的治疗方案对 ATLL 的疗效依旧欠佳。ATLL 可分为侵袭性（急性型、淋巴瘤型和具有不良特征的慢性型）和惰性（冒烟型和具有良好特征的慢性型），这将决定治疗策略。AZT-IFN 是冒烟型、慢性型或非巨块性急性型患者合理的一线治疗选择。化疗仍然是淋巴瘤型或巨块性急性型 ATLL 的首选。目前，美国采用的治疗方法是给予包含依托泊苷的 CHOP 类似方案（CHOEP 或剂量调整的 EPOCH），目的是实现缓解并进行异基因移植。新型治疗方法包括使用抗体 - 药物偶联物（维布妥昔单抗）、抗 CCR4 疗法、免疫调节疗法和抗 Tax 疫苗。由于这种疾病很罕见，罕见淋巴瘤工作组将未来的研究重点放在多中心参与的临床试验中。我们希望通过合作努力找到有效的治疗方法来提高 ATLL 患者的生存率。

（谢晓晴　刘　耀　译）

第 10 章 结外 NK/T 细胞淋巴瘤

Mary Beth Seegars and Zanetta S. Lamar

一、背景和临床表现

1. *介绍与流行病学* 结外 NK/T 细胞淋巴瘤（extranodal NK/T-cell lymphoma，ENKTCL）是一种罕见且侵袭性强的非霍奇金淋巴瘤，虽然在全球范围内都有发生，但在亚洲、中美和南美更为常见。在中国、日本和巴西等国家，ENKTCL 占所有淋巴瘤病例的 5% ～ 15%。然而，在美国和欧洲，ENKTCL 在所有淋巴瘤病例中的比例不到 1%。根据疾病的发生部位，ENKTCL 进一步分为不同的亚型，鼻型是其中最常见的亚型，通常表现为局限性疾病。最常受累的部位包括鼻腔、鼻咽、口咽和韦氏环；不到 20% 的病例表现为鼻外病变。当疾病扩散到骨髓、脾脏、肝脏和皮肤并伴有外周血受累时，视为晚期疾病。

ENKTCL 的免疫表型具有独特性，大多数病例表达 NK 细胞标志物（CD2+、胞质型 CD3+ 和 CD56+）（图 10.1）。肿瘤细胞几乎都感染了 EBV，通过原位杂交检测 EBV 早期 RNA（EBV early RNA，EBER）可进行识别。肿瘤细胞还可能表达穿孔素、颗粒酶 B 或 TIA-I。在少数情况下，CD56 呈阴性；在极少数情况下，T 细胞基因重排呈阳性。这些病例被归类到 NK/T 细胞淋巴瘤的“T 细胞”命名法下。

2. *临床表现* ENKTCL 主要是一种结外疾病，最常表现为鼻部区域的局限性淋巴瘤。病变可能发生在鼻腔、鼻咽、鼻旁窦、扁桃体、韦氏环或口咽。扩散到脑脊液的情况较为罕见。症状可能包括鼻出血、阻塞以及由于鼻部或硬腭坏死性病变引起的疼痛。患者也可能出现皮肤、唾液腺、睾丸和胃肠道的鼻外肿块。PET 成像显示，大多数鼻外淋巴瘤与隐匿的鼻部原发肿瘤相关。这意味着鼻外亚型很可能是已经扩散的鼻腔淋巴瘤。要确诊为鼻外 ENKTCL，必须通过随机鼻咽活检和 PET 成像检测确认没有鼻部原发性肿块。少数情况下，患者会表现为广泛的疾病播散。如果骨髓和外周血受累，诊断可能与侵袭性 NK 细胞白血病重叠。NK 细胞白血病预后极差，中位生存期仅为数周。

ENKTCL 的鉴别诊断包括恶性和非恶性疾病，如侵袭性真菌和细菌感染、韦格纳肉芽肿、NK 细胞肠病、肠病相关 T 细胞淋巴瘤、其他淋巴瘤以及原发性和继发性恶性肿瘤。在这些需要鉴别的疾病中，NK 细胞肠病由于其类似的病理表现，特别难以与 ENKTCL 区分。类似于 ENKTCL，NK 细胞肠病患者通常也有 CD56 和胞质型 CD3 阳性淋巴细胞浸润。然而，NK 细

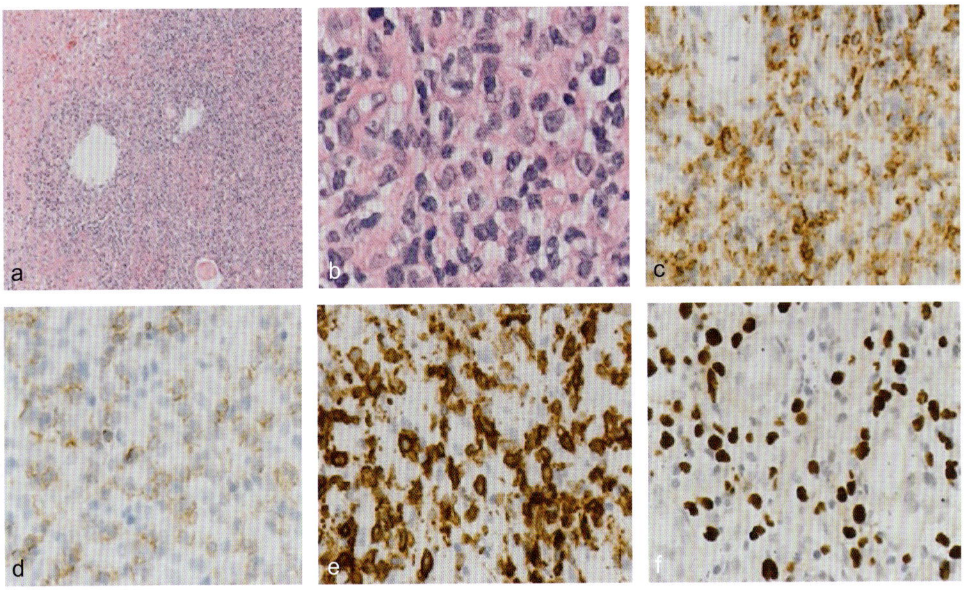

图 10.1　(a) H&E 染色，低倍视野下鼻中隔活检显示弥漫性淋巴细胞浸润、被包裹的上皮组织和坏死区域（左上角）；(b) H&E 染色，高倍视野下显示中等大小、具有不规则核的异常淋巴细胞；(c) CD43 在肿瘤性淋巴细胞群中表达；(d) CD56 也在肿瘤性淋巴细胞中表达；(e) CD3 标记背景中的成熟 T 细胞，而不标记肿瘤性 NK/T 细胞浸润；(f) 原位杂交检测 EB 病毒编码的 RNA 呈阳性（影像由范德堡大学医学中心的 Robert K. McCall，MD 提供）

胞肠病的 EBV 检测为阴性，这排除了 ENKTCL 的诊断。Mansoor 等发表了一系列病例，其中 8 例 NK 细胞肠病患者被误诊为 ENKTCL，导致其中几人接受了不必要的化疗。这份报告突显了这些疾病之间的诊断挑战和重叠。与 ENKTCL 不同，NK 细胞肠病患者的疾病仅限于胃肠道。鉴于免疫表型的重叠，在开始侵袭性治疗之前，与病理学家密切合作以确认 ENKTCL 非常重要。

二、初始评估、诊断和分期

怀疑 ENKTCL 的患者应接受全面的初步评估，包括鼻腔全内镜检查、PET/CT 成像和血浆 EBV DNA 检测。无论原发部位在哪里，都应进行鼻腔全内镜检查，即使没有看到可疑病变，也应进行随机活检。活检应包括病变的前缘，因为活检标本常是坏死的。诊断延误可能会增加疾病在此期间扩散的可能性，从而影响总体生存率。在一项对 25 例 ENKTCL 患者的研究中，从出现症状到确诊的中位时间为 5 个月。12 例患者需要进行多次诊断性活检；诊断延误最长可达 36 个月。鉴于这些问题，在可能的情况下应尽量多取活检标本，以确保更及时的诊断。

在确诊时，首先需要区分标本是细胞表面 CD3 阳性还是胞质型 CD3 阳性。如果没有送检新鲜标本，下一步是确认 CD56、EBER（通过原位杂交检测 EBV）和细胞毒分子的阳性结果。细胞学检查将显示具有嗜天青颗粒和淡染胞质的小到中等大小的细胞。肿瘤细胞常与淋巴细胞、浆细胞和嗜酸性粒细胞混合。因此，“多形性网状组织病”一词用于描述 ENKTCL 的组织学特征。肿瘤细胞通常 CD2、胞质型 CD3 和 CD56 阳性。

二代测序技术已鉴定出多种 *JAK3* 基因的体细胞突变，导致 JAK/STAT 通路的持续激活。

在这种情况下，约 35% 的病例中会出现细胞增殖增强。NK 恶性肿瘤中最常见的细胞遗传学异常是染色体 6q21 的缺失。该区域的重要肿瘤抑制基因包括 *FOXO3*、*PRDM1* 和 *HACE1*。PRDM1 在 NK 细胞的成熟和稳态中起着关键作用。除了 JAK/STAT 通路外，其他导致肿瘤发生的激活通路还包括 AKT、Wnt 和 Notch-1。

初步影像学检查应包括 PET/CT，因为病变在 PET 扫描中通常表现为高代谢活性。ENKTCL 的最大标准摄取值（maximum standard uptake value，SUV_{max}）低于其他侵袭性淋巴瘤，如弥漫大 B 细胞淋巴瘤。与其他类型的非霍奇金淋巴瘤一样，Ann Arbor 分期系统用于分期。诊断时应进行血浆 EBV DNA 检测，并可以通过连续监测来评估治疗反应和检测复发。

三、局限性鼻型 ENKTCL 的常规治疗方法

ENKTCL 的治疗方法基于亚型（鼻型或鼻外型疾病）和分期（局限性或晚期）。对于Ⅰ/Ⅱ期鼻型 ENKTCL 且适合化疗的患者，标准治疗方案包括化放疗，具体可以是同步、序贯或“夹心”（即诱导化疗后进行放疗，再进行巩固化疗）方式。

1. *同步化放疗* 同步化放疗的证据来自两项前瞻性临床试验。Kim 等在局限性鼻型 NK/T 细胞淋巴瘤患者中进行了一项研究，使用顺铂同步放射治疗（40Gy），随后进行 3 个周期的依托泊苷、异环磷酰胺、顺铂和地塞米松（VIPD）化疗。ORR 为 83%，CR 为 80%。该研究中的患者 3 年 OS 为 86%，3 年 PFS 为 85%。2009 年，Yamaguchi 等进行了一项临床试验，针对局限性鼻型 ENKTCL 使用同步放射治疗（50Gy）和 DeVIC 化疗（地塞米松、依托泊苷、异环磷酰胺和卡铂）。ORR 为 81%，27 例患者中有 77% 达到 CR。5 年 OS 为 70%，5 年 PFS 为 63%。93% 的患者出现了 3～4 级中性粒细胞减少症，30% 的患者出现了 3 级放射相关的黏膜炎。

2. *夹心化放疗* 夹心化放疗在两项 NK/T 细胞淋巴瘤的研究中显示了疗效。Jiang 等进行了一项Ⅱ期试验，纳入 26 例Ⅰ/Ⅱ期鼻型 ENKTCL 的患者。患者接受了 6 个周期的 L- 天冬酰胺酶、长春新碱和泼尼松龙（LVP）治疗，在 2 个周期后夹心放疗。在完成放疗和 2～4 个周期的 LVP 后，ORR 为 89%，CR 为 81%，2 年 OS 为 88.5%，2 年 PFS 为 80.6%。3 级中性粒细胞减少症的发生率为 2.7%，23.1% 的患者出现了 3 级放射相关的黏膜炎。在另一项前瞻性临床试验中，患者先接受 2 个周期的吉西他滨、L- 天冬酰胺酶和奥沙利铂（GELOX）治疗，随后进行放疗（56Gy），放疗后，再进行 2～4 个周期的 GELOX 治疗。ORR 为 96%，CR 为 74%，2 年 OS 为 86%。33.3% 的患者出现了 3～4 级中性粒细胞减少症，15% 的患者出现了放射相关的黏膜炎。

3. *序贯化放疗* 在一项回顾性研究中，Lunning 等描述了他们使用改良 SMILE 化疗方案（地塞米松、甲氨蝶呤、异环磷酰胺、*L*- 天冬酰胺酶和依托泊苷）的经验。在这个方案中，只给予一次 L- 天冬酰胺酶，而不是每个周期都给药。12 例Ⅰ期鼻型 ENKTCL 患者接受了 2 个周期的改良 SMILE 化疗，随后进行 45Gy 的放疗。Ⅱ期患者接受了 3 个周期的改良 SMILE 化疗，随后进行放疗。经过 1～2 个周期的改良 SMILE 方案治疗后，ORR 为 92%，CR 为 75%。

四、局限性鼻型 ENKTCL 的放射治疗

对于局限性鼻型 ENKTCL 患者，放射治疗是治疗的重要组成部分。2017 年，Yang 等评估了 2000—2014 年在 10 个机构治疗的 1332 例局限性 ENKTCL 患者。该研究的目的是确定局部

区域控制改善是否能提高早期疾病患者的 PFS 和 OS。这些患者接受了放疗、化疗或化放疗结合的治疗。分析结果显示，放射治疗对局部区域控制、PFS 和 OS 具有剂量依赖效应。高剂量放射治疗（定义为≥ 50Gy）带来了更好的局部区域控制（85% vs. 73%）、PFS（61% vs. 50%）和 OS（70% vs. 58%）。高剂量放疗组的局部区域控制的获益独立于化疗相对于放疗的顺序和对化疗的反应。该研究得出结论，50Gy 是最佳剂量，PFS 和 OS 的提高凸显了放射治疗在早期疾病治疗中的重要作用。近年来，放射治疗技术也发生了显著变化，大多数机构使用强度调控放射治疗（intensitymodulated radiation therapy，IMRT）来改善靶区覆盖并减少对邻近正常组织的剂量，从而改善毒性结果。

相比单纯放射治疗，化放疗的益处在过去的研究中也被探讨过，但结果不一致。2009 年，Ma 等对 64 例Ⅰ E 期或Ⅱ E 期早期 ENKTCL 患者进行了研究。其中，23 例患者仅接受了放射治疗，41 例患者接受了基于蒽环类药物的化放疗。仅放疗组的 5 年 OS 为 57.9%，化放疗组的 5 年 OS 为 61.5%（P=0.47）。该研究得出结论，化放疗相比单纯放疗并未显著改善 OS。需要注意的是，基于蒽环类药物的方案已被证明不如基于天冬酰胺酶的化疗方案，这也是该研究的一个重要局限性。

一项由 Su 等进行的更近期的研究回顾了 2004—2014 年在美国的 248 例局限性疾病患者。68.9% 的患者接受了化放疗，31.1% 的患者仅接受了放疗。多变量分析后，化放疗相比单纯放疗与改善的 OS 相关，风险比为 0.504。生存益处在老年亚组中也很明显。基于此研究和其他研究，NCCN 推荐对适合接受化疗的患者进行化放疗。

五、局限性鼻型 ENKTCL 的治疗建议总结

选择使用哪种方案（同步化放疗、夹心化放疗或序贯化放疗）可能是一个挑战，需要考虑多种因素，包括患者的依从性。同步化放疗的实施对一些交通不便的患者来说可能是一个困难的治疗策略。序贯方法的一个优势是放射治疗通常更容易耐受，因为患者更有可能达到完全缓解。最终的治疗决策必须个体化。对于局限性鼻型 ENKTCL，如果患者不适合化疗，那么单独放疗也是可行的选择。治疗选择总结见表 10.1。

表 10.1 局部性鼻型 ENKTCL 的治疗建议总结

同步化放疗		
治疗方案	患者数	生存率（%）
每周顺铂 30mg/m^2 联合放疗（40Gy），序贯 [a]VIPD × 3 周期	30	3 年 PFS 85 3 年 OS 86
[b]DeVIC 化疗 × 3 周期联合放疗（50Gy）	33	2 年 OS 78
夹心化疗		
治疗方案	患者数	生存率（%）
[c]LVP × 2 周期后序贯放疗（56Gy），然后 LVP 再进行 2 ～ 4 周期	26	2 年 PFS 80.6 2 年 OS 88.5
[d]GELOX × 2 周期后序贯放疗（56Gy），然后 GELOX 再进行 2 ～ 4 周期	27	2 年 PFS 和 OS 均为 86

续表

序贯化放疗		
[e]改良 SMILE×2～3 周期后序贯放疗（45Gy）	12	ORR 92

注：PFS. 无进展生存期；OS. 总生存期；ORR. 客观缓解率

[a]VIPD. 依托泊苷 100mg/m^2 第 1～3 天，异环磷酰胺 1200mg/m^2 第 1～3 天，顺铂 33mg/m^2 第 1～3 天，地塞米松 40mg 第 1～4 天

[b]DeVIC. 地塞米松 40mg 第 1～3 天，依托泊苷 67mg/m^2 静脉注射第 1～3 天，异环磷酰胺 1.0g/m^2 第 1～3 天，卡铂 200mg/m^2 静脉注射第 1 天

[c]LVP. L- 天冬酰胺酶 6000U/m^2 静脉注射第 1～5 天，长春新碱 1.4mg/m^2 静脉注射第 1 天，泼尼松 100mg 口服第 1～5 天，每 3 周重复一次

[d]GELOX. 吉西他滨 1000mg/m^2 静脉注射第 1 天和第 8 天，奥沙利铂 130mg/m^2 静脉注射第 1 天，L- 天冬酰胺酶 6000U/m^2 每天静脉注射第 1～7 天，每 21 天重复一次。对于接受培门冬酰胺酶的患者，改良方案为吉西他滨 1250mg/m^2 静脉注射第 1 天，奥沙利铂 85mg/m^2 静脉注射第 1 天，培门冬酰胺酶 2500U/m^2 肌内注射第 1 天，每 14 天重复一次

[e]改良 SMILE. 甲氨蝶呤 2000mg/m^2 第 1 天，异环磷酰胺 1500mg/m^2 第 2～4 天，依托泊苷 100mg/m^2 第 2～4 天，地塞米松 40mg 第 2～4 天，培门冬酰胺酶 2000～2500U/m^2 第 8 天

六、鼻外型 ENKTCL 的常规治疗方法

鼻外型疾病的存在被认为是一个不良预后因素，该亚型的患者通常病程更长。这影响了治疗建议，相比局限性鼻型 ENKTCL，鼻外型的治疗方案往往更为激进。过去许多包含局限性鼻外型 ENKTCL 患者的研究是在 PET/CT 成像技术出现之前进行的。这些病例可能包括鼻腔原发性肿瘤患者，因此，结果难以解释。鼻外型 ENKTCL 与总生存率降低之间存在明确的关联。因此，对于所有阶段的鼻外型 ENKTCL，推荐基于天冬酰胺酶的全身化疗。根据疾病部位，可能需要进行放射治疗。

七、晚期 ENKTCL 的常规治疗方法

对于晚期疾病（Ⅲ / Ⅳ期鼻型和Ⅰ～Ⅳ期鼻外型），主要的治疗方法是使用基于天冬酰胺酶的化疗方案。初期研究中使用了基于蒽环类药物的方案，但整体反应率较差。ENKTCL 细胞表达高浓度的 P- 糖蛋白，这导致了多药耐药的表型。P- 糖蛋白是一种 ATP 依赖的外排泵，将抗癌药物排出淋巴瘤细胞。ENKTCL 的这一固有特性解释了环磷酰胺、多柔比星、长春新碱和泼尼松（CHOP）以及其他基于蒽环类药物的方案效果不佳的原因。

多项研究已证明基于天冬酰胺酶的化疗方案对晚期、复发 / 难治性 ENKTCL 的疗效。在一项针对 38 例晚期鼻型患者使用 SMILE 方案化疗的Ⅱ期临床试验中，20 例患者为新诊断的Ⅳ期疾病，14 例患者为首次复发，4 例患者为难治性疾病。计划进行 2 个周期的治疗，之后根据主治医师的建议，受试者可以接受进一步的治疗周期和（或）干细胞移植。基于Ⅰ期研究的数据，方案中包括了粒细胞集落刺激因子。经过 2 个周期的治疗后，总体反应率为 79%，完全缓解率为 45%。共有 28 例患者完成了治疗方案，其中 21 例患者随后接受了干细胞移植（4 例自体移植，17 例异基因移植）。1 年总生存率为 55%。值得注意的是，92% 的患者出现了 4 级中性粒细胞减少症，61% 的患者出现了感染并发症。

除了 SMILE 方案化疗外，其他用于晚期 ENKTCL 的一线方案还包括 AspaMetDex（L-天冬酰胺酶、甲氨蝶呤和地塞米松）和 P-GEMOX（吉西他滨、培门冬酰胺酶和奥沙利铂）。AspaMetDex 方案在一项针对 19 例复发 / 难治性鼻型 ENKTCL 患者的Ⅱ期前瞻性研究中进行

了探索。受试者接受了 3 个周期的 21 天方案。73% 的患者观察到客观反应，61% 的患者达到了完全缓解。中位反应持续时间为 1 年。最常见的毒性反应是血细胞减少症、肝功能异常和过敏反应。

P-GEMOX 方案在 Wang 等的一项回顾性研究中进行了探索。在 117 例患者的队列中，96 例为新诊断的疾病，21 例为复发 / 难治性疾病。患者接受了 2 ～ 8 个周期的治疗。总体反应率为 88.8%，3 年的总生存率为 72.7%。最常见的毒性反应是血细胞减少症、肝功能检测值升高和高甘油三酯血症。总体而言，该方案耐受性良好。

八、干细胞移植在晚期 ENKTCL 中的治疗作用

对于晚期疾病，一线化疗方案选择包括 SMILE、AspaMetDex 和 P-GEMOX。这 3 种方案的总体反应率和毒性特征相似。如果患者在一线治疗中达到完全缓解，应考虑干细胞移植。目前没有明确的数据指导应选择自体还是异基因干细胞移植，决定必须个体化。如果患者仅对化疗有部分反应，应重复进行活检。如果结果为阴性，可以考虑进行干细胞移植。当患者对一线治疗反应不佳或重复活检结果为阳性时，可以探索几种二线治疗方案，包括临床试验。这些难治性和复发性疾病的选择将在后文详细讨论。

九、预后

基于天冬酰胺酶的化疗方案的使用显著改善了 ENKTCL 各分期的预后。以前的评分系统反映了使用基于蒽环类药物的低效方案治疗的患者的预后。近年来，开发了一种新的预后指数，以更准确地预测患者的结局。

Kim 等回顾性分析了 527 例接受非蒽环类药物治疗的新诊断患者，目的是开发一个预后评分系统。4 个因素（年龄超过 60 岁、Ⅲ / Ⅳ期疾病、远处淋巴结受累和非鼻型疾病）与 OS 和 PFS 相关。这些因素被用来开发自然杀伤细胞淋巴瘤的预后指数（prognostic index of natural killer lymphoma，PINK），见表 10.2。患者被分为以下 3 组：无风险因素的低危组，有 1 个风险因素的中危组，或有 ≥ 2 个风险因素的高危组。这 3 组的 3 年总生存率分别为 81%、62% 和 25%。

表 10.2　自然杀伤细胞淋巴瘤预后指数（PINK）

PINK 积分危险因素	3 年 OS
年龄＞ 60 岁	低危组 -0 个危险因素 – 81%
Ⅲ / Ⅳ期	中危组 -1 个危险因素 – 62%
远处淋巴结受侵	高危组 - ≥ 2 个危险因素 – 25%
非鼻型疾病	
PINK-E 危险因素	**3 年 OS**
上述全部因素	低危组 -0 或 1 个危险因素 – 81%
EBV-DNA	中危组 -2 个危险因素 – 55%
	高危组 - ≥ 3 个危险因素 – 28%

在这项研究中，可检测到的 EBV 滴度也被发现是总体生存率的一个预后因素。PINK-E 模型将可检测的 EBV 滴度与其他 4 个风险因素结合在一起。患者被分为 3 组：有 1 个风险因素的低危组，有 2 个风险因素的中危组，有 3 个及以上风险因素的高危组。两个模型都已经过验证，并且得到了 NCCN 指南的认可。未来，随着治疗选择的增加和新药的引入，这些预后模型可能会影响治疗算法。

十、晚期疾病的新型治疗选择

对于晚期 ENKTCL，基于天冬酰胺酶的化疗是推荐的一线治疗。目前正在对复发 / 难治性病例进行新型药物的研究，并取得了令人鼓舞的结果。这些治疗包括免疫疗法、JAK 抑制剂、单克隆抗体、PI3K 抑制剂和组蛋白去乙酰化酶抑制剂。鉴于 ENKTCL 的罕见性以及缺乏标准有效的复发 / 难治性疾病治疗方案，所有患者都应评估是否适合参与临床试验。在本节中，将回顾新型药物和正在进行的临床试验。最后将提出一线和复发 / 难治性 ENKTCL 管理的建议算法。

1. *免疫治疗*　免疫治疗通过增强免疫系统功能来对抗癌症。正在积极研究的针对 ENKTCL 的免疫治疗形式包括 PD-L1 检查点抑制剂和 CAR-T 细胞疗法。PD-L1 与 T 细胞上的 PD-1 受体结合，为 ENKTCL 提供了一种逃避 T 细胞攻击的机制。ENKTCL 在 50% ～ 80% 的肿瘤细胞和浸润的免疫细胞中表达 PD-L1，而 PD-1 的表达则相对较弱。ENKTCL 的特征是 EBV 感染，且慢性 EBV 感染通过上调 PD-L1 抑制 T 细胞的细胞毒性。帕博利珠单抗是一种 PD-1 抑制剂，已被批准用于多种实体瘤和血液恶性肿瘤，被认为是 ENKTCL 的一种有吸引力的治疗策略。

最近发表的一项回顾性研究调查了 7 例在基于天冬酰胺酶的方案治疗后疾病进展的患者，这些患者接受了帕博利珠单抗治疗。帕博利珠单抗的给药剂量为每 3 周 2mg/kg。所有患者均为男性，中位年龄为 49 岁。大多数患者（7 例中的 6 例）在接受帕博利珠单抗治疗前为Ⅳ期疾病。7 例患者中有 2 例接受了异基因干细胞移植。通过临床、影像学、形态学和分子参数评估治疗反应。所有患者均有客观反应，5 例患者在中位随访 6 个月后仍处于完全缓解状态。帕博利珠单抗耐受性良好。PD-L1 表达被发现与治疗反应相关。

梅奥诊所的研究人员目前正在招募患者参加一项Ⅱ期研究，探索纳武利尤单抗对复发 / 难治性 ENKTCL 患者的疗效。纳武利尤单抗将每 14 天给药 1 次，最多进行 8 个周期。对治疗有反应的患者将继续每 28 天进行 1 次治疗，最多进行 24 个周期。主要的结局指标是根据修订的 Lugano 分类反应标准评估的完全缓解或部分缓解比例（NCT03075553）。另一个积极研究的领域是细胞免疫疗法。一项Ⅱ期试验正在进行中，评估自体 EBV 特异性 T 细胞在复发 / 难治性 ENKTCL 中的疗效（NCT01948180）。

2. *JAK 抑制剂*　JAK/STAT 通路是 ENKTCL 中的一个活跃致癌通路。约 35% 的 ENKTCL 患者存在 *JAK3* 基因的体细胞突变，这导致 JAK/STAT 通路的持续活性。目前，多个中心正在招募复发 / 难治性 T 细胞或 NK 细胞淋巴瘤患者，参加芦可替尼（一种 JAK 抑制剂）的Ⅱ期研究。患者将接受芦可替尼治疗，剂量为每日 2 次，每次 20mg，周期为 28 天。主要结局指标是 ORR（NCT02974647）。

3. 单克隆抗体　CD38 是一种跨膜蛋白，在多种血液恶性肿瘤中有表达。Wang 等回顾性分析了 94 例 ENKTCL 患者的临床数据，显示 95% 的患者表达 CD38，其中 50%（n=47）的患者的 CD38 表达强度较高。CD38 的强表达是一个独立的不良预后特征。2016 年，Hari 等发表了 1 例使用达雷妥尤单抗（一种诱导 CD38 表达细胞凋亡的单克隆抗体）治疗的难治性 ENKTCL 患者的病例报告。该病例报告描述了 1 例 56 岁的女性，患有复发的晚期 ENKTCL，既往接受了 SMILE 化疗。在完成化疗后，她接受了异基因干细胞移植，但在一个月内复发。移植后 5 个月，她被发现仍有持续性疾病，血浆 PCR 检测 EBV DNA 阳性，并接受了达雷妥尤单抗单药治疗，剂量为每周 16mg/kg。在达雷妥尤单抗治疗的前 4 周内，EBV DNA 滴度增加了 10 倍，但在第 6 周时 PCR 检测不到 EBV DNA。她达到了完全的临床、分子学和影像学缓解，并在 21 周的随访中维持缓解状态。这一病例报告促使了关于单克隆抗体在 ENKTCL 中作用的临床试验。

4. PI3K 抑制剂　潜伏膜蛋白（latent membrane protein，LMP）1 是一种致癌蛋白，对 EBV 驱动的淋巴瘤至关重要，并导致包括核因子 κB 和 PI3K 在内的信号通路的激活。目前，正在研究 PI3K 抑制剂，如 copanlisib 在复发 / 难治性 ENKTCL 中的应用。copanlisib 已被 FDA 批准用于在两种系统治疗失败后复发的滤泡性淋巴瘤患者。它在从 ENKTCL 到Ⅳ期胆管癌等多种恶性肿瘤中展现出巨大潜力。一项将 PI3K 抑制剂纳入复发 / 难治性 ENKTCL 治疗的Ⅰ/Ⅱ期多中心研究预计在不久的将来开始招募患者。患者将接受 copanlisib 与吉西他滨联合治疗。主要结局指标是确定最大耐受剂量、剂量限制性毒性和客观缓解率。

5. 组蛋白去乙酰化酶抑制剂　2017 年，Zhou 等研究了口服组蛋白去乙酰化酶抑制剂西达本胺在 ENKTCL 细胞系中的作用。将两种细胞系暴露于不同浓度的西达本胺，并使用蛋白质印迹法测量涉及多种信号通路的蛋白质。结果发现，西达本胺以剂量和时间依赖的方式抑制了细胞增殖。此外，还使用 PCR 测量了 EBV 基因的表达。西达本胺诱导了裂解期 EBV 基因的表达。这种新型药物通过多种信号通路表现出多种抗肿瘤效应。

组蛋白去乙酰化酶抑制剂正在多个Ⅰ期和Ⅱ期临床试验中进行研究。例如，一项针对复发 / 难治性非霍奇金淋巴瘤患者的Ⅱ期试验正在进行中，研究药物为帕比司他。另一项有前景的研究是针对复发 / 难治性外周 T 细胞淋巴瘤或 ENKTCL 患者的多中心Ⅱ期试验（NCT00901147），所用药物为帕比司他和硼替佐米。

十一、治疗方法概述

ENKTCL 的管理正在不断发展，目前有许多有前景的新药正在临床试验中进行研究。一线管理取决于疾病的分期和亚型。图 10.2a 和 10.2b 提供了标准治疗方法的概述。自体和异基因干细胞移植的作用仍然存在争议。一般来说，如果晚期疾病患者通过一线化疗达到了完全缓解，应考虑进行干细胞移植。在复发和难治性情况下，患者应进行临床试验评估。目前正在研究的治疗方法包括免疫治疗、JAK 抑制剂、免疫调节剂、PI3K 抑制剂和组蛋白去乙酰化酶抑制剂。

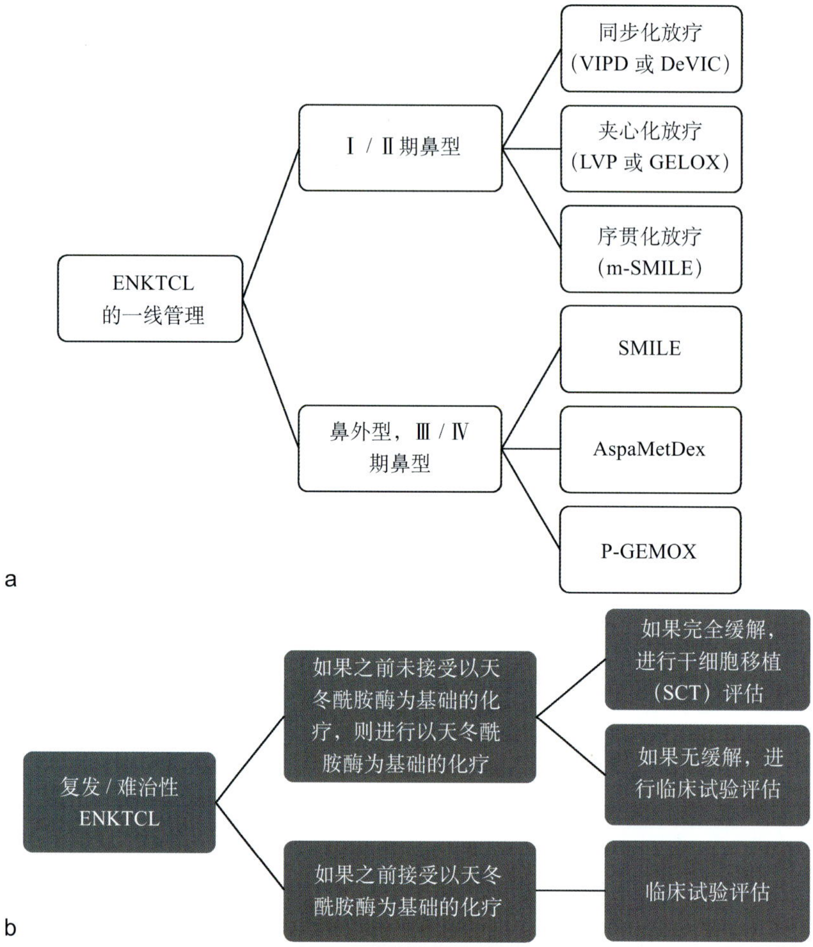

图 10.2 （a）局部、晚期和鼻外型 ENKTCL 的一线管理。VIPD. 依托泊苷、异环磷酰胺、顺铂和地塞米松；DeVIC. 地塞米松、依托泊苷、异环磷酰胺和卡铂；LVP. 天冬酰胺酶、长春新碱和泼尼松；GELOX. 吉西他滨、奥沙利铂和 L- 天冬酰胺酶；SMILE. 甲氨蝶呤、异环磷酰胺、依托泊苷、地塞米松和培门冬酰胺酶；AspaMetDex. L- 天冬酰胺酶、甲氨蝶呤和地塞米松；P-GEMOX. 培门冬酰胺酶、吉西他滨和奥沙利铂。（b）复发 / 难治性 ENKTCL 的治疗

（李亚军　张冬华　周　辉　译）

第 11 章 间变性大细胞淋巴瘤

Austin Kim and Eric Jacobsen

一、引言 / 流行病学

外周 T 细胞淋巴瘤（peripheral T-cell lymphomas，PTCLs）占所有成人 NHL 的 10% ～ 15%，且多数情况下，其预后比 B 细胞 NHL 差。原发性系统性间变性大细胞淋巴瘤（anaplastic large cell lymphoma，ALCL）是北美第二常见的 PTCL 亚型，约占所有成人 NHL 的 2%。ALCL 在发病年龄上呈现双峰的特征，两个发病高峰分别为儿童 / 青少年和 60 岁左右成人。男性患者居多，在年轻患者中男女性别比例高达 3 ∶ 1。

ALCL 包括 4 种亚型，分别是 ALK 阳性 ALCL、ALK 阴性 ALCL、乳房植入物相关 ALCL 和原发性皮肤 ALCL。本章将重点讨论原发性系统性 ALK 阳性和 ALK 阴性 ALCL。*ALK* 基因位于染色体 2p23 上，其可与一些伴侣基因发生易位，而 ALK 阳性 ALCL 通常与 t（2；5）（p23；q35）染色体易位相关，该易位使 2 号染色体上的 *ALK* 基因与 5 号染色体上的 *NPM* 基因融合。*NPM-ALK* 融合基因编码的 NPM-ALK 杂交蛋白在淋巴瘤的发生中具有关键作用。

二、临床表现

系统性 ALCL 的临床表现与其他侵袭性淋巴瘤类似，约 60% 的患者表现为快速增长的淋巴结肿大和“B”症状：发热、夜间盗汗和非意愿性的体重减轻。近 2/3 的患者在发现时已为晚期和（或）有骨、皮肤、肝、骨髓和肺部的结外受侵。中枢神经系统受累的总体风险为 2% ～ 6%；此外，研究显示超过 1 个结外部位受累的 ALK 阳性 ALCL 患者在 1 年内中枢受侵的累积风险更高，达到 17%。ALK 阳性 ALCL 约占所有 ALCL 病例的 50%，在年轻患者中比 ALK 阴性 ALCL 更为常见（诊断时的中位年龄分别为 34 岁与 58 岁）。

三、诊断、分期和检查

对淋巴结或受累组织进行完全切检或部分切检是诊断 ALCL 的首选方法。当存在切检禁忌时，应使用空心针活检。以细针抽吸活检进行诊断是不合适的。ALCL 的组织学典型特征是“标志性细胞”，表现为具有偏心的马蹄形细胞核的大细胞、核仁明显、细胞质苍白且具有核旁空泡（图 11.1）。成熟 T 细胞标志物，如 CD3、CD4、CD5 和 CD7 在 ALCL 中呈不同程度的表达，且 ALCL 可以表现为“缺失”表型，即不表达 T 细胞表面标志物。CD30 在 ALCL 中普遍表达，但其功能尚不清楚。ALCL 可能会与霍奇金淋巴瘤（HL）或原发纵隔大 B 细胞淋巴瘤（primary mediastinal B-cell lymphoma，PMBCL）相混淆，因为这些类型的淋巴瘤也具有 CD30 高表达。但 HL 中常见 CD15 和 Pax5 表达，而 ALCL 不表达；CD20 及其他 B 细胞标志物在 PMBCL 中表达，但在 ALCL 中不表达。ALK 在 ALCL 中呈不同程度的表达，但在 HL 或 PMBCL 中不表达。缺乏系统性累及的临床或影像学证据及上皮膜抗原（epithelial membrane antigen，EMA）阳性有助于区分系统性 ALCL 与原发性皮肤 ALCL。病理检查结果应由经验丰富的血液病理学家审核。

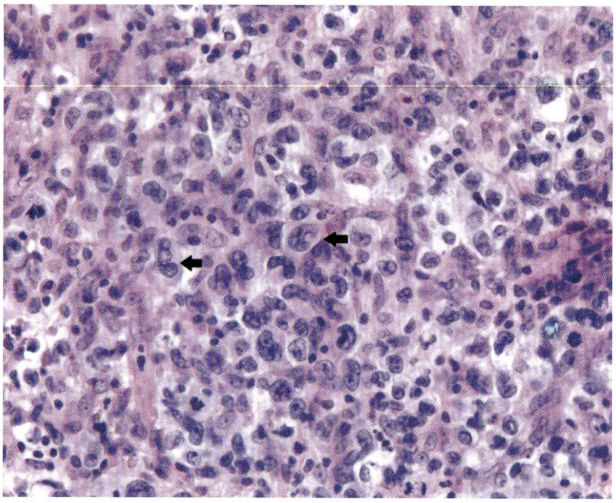

图 11.1 间变性大细胞淋巴瘤，经典型。在聚集成簇的细胞中可见到大的间变性淋巴瘤细胞，核仁显著。特征性的“标志性细胞”具有马蹄形核和核周区（箭头所示）。图示使用苏木精 - 伊红染色，放大倍数 ×50（照片来源：Elizabeth A. Morgan，医学博士，布列根和妇女医院，哈佛医学院助理教授）

ALK 阳性 ALCL 具有 *ALK* 基因的重排，可通过 FISH 或细胞遗传学检测到，但 ALK 蛋白染色阳性足以确诊。ALK 阴性 ALCL 缺乏 ALK 蛋白表达，且没有 *ALK* 基因的重排。但在更新的 2016 年 WHO 淋巴造血肿瘤分类中，高达 30% 的 ALK 阴性 ALCL 存在 t（6；7）（p25.3；q32.3）的 *DUSP22-IRF4* 重排，8% 的病例存在与 *DUSP22* 重排互斥的 *TP63* 重排。ALCL 的分期和检查与其他淋巴瘤相似，优先选择 PET/CT 扫描，可不进行骨髓活检，或者进行颈部 / 胸部 / 腹部 / 盆腔增强 CT 扫描联合骨髓穿刺和活检。

四、预后及常规治疗方法

近年来针对 T 细胞淋巴瘤的特异性预后模型的研究有所进展，但 IPI 评分仍是主要的预后指标之一。在 ALCL 中，IPI ≥ 3 分与较短的总体生存期相关。肿瘤的 ALK 表达状态是 ALCL 的另一个重要预后因素，ALK 阳性 ALCL 的总体生存期优于 ALK 阴性 ALCL。国际外周 T 细胞淋巴瘤（International Peripheral T-cell Lymphoma，IPTL）研究是最大规模的外周 T 细胞淋巴瘤回顾性分析，该研究显示，尽管 IPI ≥ 3 分的 ALK 阳性 ALCL 患者预后较差，但 ALK 阳性 ALCL 的 5 年总体生存率为 70%，相较于 ALK 阴性 ALCL 的 49% 更优。还有数据显示，ALK 阳性 ALCL 仅对于年龄在 40 岁以下且 β2 微球蛋白＜ 3 的患者预后较好。*DUSP22-IRF4* 重排，即 t（6；7）（p25.3；q32.3），涉及 *DUSP22* 基因与 FRA7H 脆性位点，与 ALK 阴性 ALCL 较好的预后相关，这与 ALK 阳性 ALCL 中观察到的结果类似。然而，位于 3q28 的 *TP63* 重排与 ALK 阴性 ALCL 较差的预后相关，其 5 年总体生存率为 17%。

数十年来，ALCL 的标准一线治疗是以蒽环类药物为基础的联合化疗方案，主要为 CHOP（环磷酰胺、多柔比星、长春新碱、泼尼松），或加入依托泊苷（CHOEP）。德国和瑞典研究小组的回顾性数据显示，60 岁以下接受 CHOEP 治疗的患者比接受 CHOP 方案的患者，有更优的 EFS 和 PFS。基于这项结果，目前一般认为，小于 60 岁的患者可从 CHOEP 方案治疗中获益，而 60 岁以上的患者则应接受 CHOP 诱导治疗。然而，最近发表的一项随机对照Ⅲ期 ECHELON-2 研究，在初治 CD30 阳性外周 T 细胞淋巴瘤患者中比较了维布妥昔单抗（brentuximab vedotin，BV）（一种抗 CD30 单克隆抗体与 MMAE 相连接的抗体 - 药物偶联物）联合环磷酰胺、多柔比星和泼尼松（CHP）与 CHOP 方案的疗效，结果提示 BV 联合 CHP 应成为 ALK 阳性和 ALK 阴性 ALCL 患者新的一线标准治疗方案。该研究的主要终点为中位 PFS，在 BV 联合 CHP 组为 48.2 个月，而 CHOP 组为 20.8 个月。与 CHOP 组相比，BV 联合 CHP 组的总体生存率更高（HR=0.66，*P*=0.024）。基于这些数据，BV 联合 CHP 于 2018 年 11 月获得 FDA 批准，用于未经治疗的系统性 ALCL 及其他表达 CD30 的外周 T 细胞淋巴瘤。

放射治疗可以考虑用于早期（Ⅰ / Ⅱ期）ALCL 患者，建议与化疗联合应用。对于无法耐受 6 个周期化疗的患者，可以接受 3 ～ 4 个周期的 BV 联合 CHP 化疗方案并序贯放疗。然而，缩减化疗而后序贯放疗并不推荐应用于所有早期 ALCL 患者。建议大多数早期 ALCL 患者接受 6 个周期的 BV 联合 CHP 方案治疗。对于在化疗后达到 PR 的早期 ALCL 患者，以及不适合移植的局部病灶残留的晚期 ALCL 患者，可以考虑进行巩固放疗。由于缺乏 PFS 或 OS 获益的证据，不推荐在 6 个周期化疗后常规进行巩固放疗。

对于复发风险高的患者，即 IPI ≥ 3 分、＞ 40 岁的 ALK 阳性 ALCL 患者以及大多数（尤其是 IPI ≥ 2 分）ALK 阴性 ALCL 患者，应考虑在获得 CR1 后进行大剂量化疗联合自体造血干细胞移植（HDT/ASCT）巩固治疗。复发 / 难治性 ALCL 患者通常接受二线挽救治疗。对于达到完全缓解并适合干细胞移植的患者，应考虑进行自体造血干细胞移植 ASCT（如果 CR1 后未进行）或 allo-SCT（异体造血干细胞移植）（如果患者此前已接受过 ASCT）。

五、疾病复发的新药进展

目前唯一获得美国 FDA 批准专门用于治疗复发 / 难治性 ALCL 的新药是 BV，该项批准基于 BV 治疗复发 / 难治性 ALCL 的关键Ⅱ期多中心临床试验。BV 单药的 ORR 为 86%，CR 为 57%。经过 5 年随访，接受 BV 单药治疗的患者中，有 14% 在长达 1 年的时间里为持续缓解状态，且没有接受 ASCT 或后续抗肿瘤治疗。BV 的主要毒性包括中性粒细胞减少、周围感觉神经病变、血小板减少和贫血。因其缓解率高、毒性可控且便于门诊给药，BV 已成为 ALCL 的优选二线治疗方案。虽然 BV 疗效优异，但随着其在一线治疗中的广泛应用，其在二线治疗中的作用也将会发生变化。

ALK 抑制剂克唑替尼和塞瑞替尼已获得美国 FDA 批准用于治疗 ALK 阳性转移性非小细胞肺癌。因此，用这些药物治疗其他 ALK 阳性肿瘤（如 ALCL）引起了研究人员的兴趣。克唑替尼是第一个用于临床的 ALK 抑制剂，是一种靶向 ALK、MET 和 ROS1 的口服小分子抑制剂。在 9 例经过至少一线联合化疗失败的 ALK 阳性 ALCL 患者中应用克唑替尼单药治疗，9 例均获得 CR，2 年 PFS 为 63.7%，2 年生存率为 72.7%。对 2 例在克唑替尼治疗期间复发的

ALK 阳性 ALCL 患者进行检测发现，其 NPM/ALK 激酶域中存在突变，可能是这些突变导致肿瘤对克唑替尼的耐药。ALK 阳性 ALCL 患者中断克唑替尼治疗时需谨慎；曾有报道在克唑替尼治疗超过 3 年的 CR 患者中，停药后 3 周内出现肿瘤突然复发的案例。

塞瑞替尼是第二代 ALK 抑制剂，其体外效力约为克唑替尼的 20 倍，对克唑替尼治疗后进展的 ALK 阳性非小细胞肺癌患者仍有效。ASCEND-1 研究中包括 3 例复发性 ALK 阳性 ALCL 患者。3 例患者中有 2 例达到了 CR，第 3 例达到了最大肿瘤体积减小 95% 的部分缓解。3 例患者的持续缓解时间在 20 ～ 26 个月。

普拉曲沙、罗米地辛和贝利司他均已获美国 FDA 批准用于治疗复发 / 难治性 PTCL，其中包括 ALCL。普拉曲沙是一种叶酸拮抗剂，通过 RFC-1 主动转运至肿瘤细胞内，并降低细胞内胸苷酸和嘌呤的浓度，导致 DNA 复制错误和细胞凋亡。在国际Ⅱ期研究 PDX-008 中，109 例复发 / 难治性 PTCL 患者接受了普拉曲沙治疗，其中 17 例患者为 ALCL，结果显示 ORR 为 27%，CR 或未确认的 CR 为 9%。普拉曲沙的主要副作用包括口腔黏膜炎和血小板减少。罗米地辛是一种 HDAC 抑制剂，通过诱导组蛋白和其他蛋白的乙酰化，促进生长抑制、细胞分化和凋亡，从而实现抗肿瘤活性。在一项国际Ⅱ期研究中纳入了 130 例患者，其中 22 例为 ALCL，经罗米地辛治疗后的 ORR 为 25%，CR 为 15%。基于这项研究结果，罗米地辛在 2011 年获 FDA 批准用于治疗复发 / 难治性 PTCL。一项单中心Ⅰ期研究以普拉曲沙联合罗米地辛治疗 14 例复发 / 难治性 PTCL 患者，ORR 为 71%，CR 为 29%，其中 3 例患者为 ALK 阴性 ALCL。然而，在临床研究之外并不推荐这种联合方案。

贝利司他是另一种可以抑制所有锌依赖性 HDAC 的 HDAC 抑制剂。在一项国际Ⅱ期临床研究（BELIEF）中，贝利司他治疗 120 例复发 / 难治性 PTCL 患者，其中包含 15 例 ALCL 患者，ORR 为 26%、CR 为 11%。该项结果促使 FDA 于 2014 年批准贝利司他用于治疗复发 / 难治性 PTCL。苯达莫司汀是一种常用于惰性 B 细胞 NHL 一线治疗的氮芥烷化剂。苯达莫司汀治疗复发 / 难治性 PTCL 患者的Ⅱ期临床研究（BENTLY）显示，ORR 达 50%，但缓解持续时间较短。

六、正在进行的临床研究

塞瑞替尼联合 BV 用于一线治疗 ALK 阳性 ALCL 的一项Ⅰ / Ⅱ期临床研究正在进行中。来那度胺是一种免疫调节剂，是沙利度胺的类似物，已获得 FDA 批准用于治疗多发性骨髓瘤、伴 5q 缺失的骨髓增生异常综合征及复发 / 难治性套细胞淋巴瘤。一项Ⅱ期研究正在探索来那度胺联合 HDAC 抑制剂罗米地辛治疗初治 PTCL（包括 ALCL）患者的效果。

有更多不同作用机制的新药治疗复发 / 难治性 ALCL 的临床试验正在进行中。度维利塞是一种 PI3K-δ 和 PI3K-γ 的双重抑制剂。PI3K-δ 和 PI3K-γ 对于适应性免疫和固有免疫至关重要，也在血液恶性肿瘤中发挥着重要作用。PI3K-γ 在 T 细胞增殖和发育中尤其重要。在一项Ⅰ / Ⅱ期临床研究中，度维利塞单药的缓解率为 50%。研究者正在计划进行一项更大规模的度维利塞治疗复发 / 难治性 PTCL 的Ⅱ期临床研究。另一种 PI3K-δγ 抑制剂泰那利塞在一项小样本Ⅰ / Ⅱ期研究中也显示出令人振奋的疗效。此外，度维利塞联合罗米地辛或硼替佐米治疗复发 / 难治性 PTCL 也正在进行Ⅰ / Ⅱ期临床研究。硼替佐米是一种小分子蛋白酶体抑制剂，在 PTCL 中单药疗效有限，但可能会与其他药物产生协同效应。

奥那司匹（AT13387）是一种小分子 HSP90 抑制剂。HSP90 是一种分子伴侣，参与构成多因子复合体以稳定目标蛋白，阻止其泛素化和蛋白酶体降解。抑制 HSP90 会导致目标蛋白与伴侣复合体的解离，从而引发目标蛋白的蛋白酶体降解。目前正在进行一项Ⅱ期临床研究，评价在 BV 治疗后进展且无法进行移植的复发 ALK 阳性 ALCL 患者中进行奥那司匹治疗的疗效。

芦可替尼是一种口服 JAK 抑制剂，目前已获 FDA 批准用于治疗骨髓纤维化和真性红细胞增多症。JAK1 和 JAK2 介导造血和免疫相关细胞因子的信号传导。JAK1 和 JAK3 将 STAT 的信号传导至细胞因子受体，并调节基因表达和 T 细胞或 NK 细胞淋巴瘤等肿瘤的存活。在 PTCL 尤其是 ALCL 中，JAK/STAT 通路信号传导的上调是比较常见的，而且这种信号上调可在伴或不伴通路中已被明确的突变的情况下发生。实际上，即使存在 JAK/STAT 突变，该通路的完整信号传导也是淋巴瘤发生所必需的。芦可替尼单药治疗复发 / 难治性 T 细胞或 NK 细胞淋巴瘤目前正在进行多中心Ⅱ期临床研究，而全 JAK 抑制剂托法替尼也可能有效。虽然正常 T 细胞并不特征性表达 SYK，但其在 90% 以上的 PTCL 中表达，且在 TCR 信号中起重要作用。在一项 SYK 抑制剂福他替尼治疗 PTCL 的Ⅱ期临床研究中，因入组的 17 例患者均未显示出疗效而提前终止。SYK/JAK/TYK2 抑制剂塞度替尼在 PTCL 中显示出具有前景的早期活性，但该药物的整体活性及其相较于 JAK 抑制剂的疗效尚待进一步确认。

免疫检查点抑制剂已获 FDA 批准用于治疗多种实体瘤及复发经典型霍奇金淋巴瘤，这类单克隆抗体通过结合 PD-1 受体或 PD-L1 来恢复 T 细胞的抗肿瘤功能。抗 PD-L1 抗体阿维鲁单抗和抗 PD-1 抗体纳武利尤单抗、帕博利珠单抗和度伐利尤单抗目前均在进行Ⅱ期临床研究，评估它们在复发 / 难治性 PTCL 中的反应率。这些免疫检查点抑制剂还与其他药物联合使用，以期提高疗效和反应率。例如，抗 PD-1 抗体帕博利珠单抗将与叶酸拮抗剂类似物普拉曲沙、去甲基化药物地西他滨联合用于治疗复发 / 难治性 PTCL。然而，临床前研究数据表明，PD-1 在 PTCL 中可能是一个单倍剂量不足的肿瘤抑制因子，因此 PD-1 抑制剂可能加重 PTCL 的病情，目前已报道有 ATLL 患者在接受 PD-1 抑制剂纳武利尤单抗治疗后疾病爆发性进展的案例。

七、有前景的早期 / 临床前药物

ALRN-6924 是一种订书肽，通过抑制两种主要的 p53 抑制蛋白——鼠双微体 2（murine double minute 2，MDM2）和鼠双微体 X（murine double minute X，MDMX），重新激活 p53 介导的肿瘤抑制作用。临床前数据显示 ALRN-6924 在 MDMX 和 MDM2 过表达的野生型 p53 异种移植模型中能够抑制肿瘤生长、引发 p53 依赖性细胞的周期停滞和细胞凋亡，目前正在一项多中心Ⅱ期临床研究中用于治疗复发 / 难治性 PTCL。

ADCT-301（camidanlumab tesirine）是一种抗体 - 药物偶联物，由抗 CD25 单克隆抗体与吡咯并苯二氮䓬（pyrrolobenzodiazepine，PBD）二聚体连接而成。CD25 是一种主要在活化 T 细胞上表达的蛋白，构成 IL-2 受体复合物的一部分，向细胞内传递生长和免疫信号。ADCT-301 可与表达 CD25 的细胞结合，介导 ADCT-301 内化、PBD 毒素酶解释放并结合于 DNA 的小沟槽，形成 DNA 链间交联，导致细胞死亡。在一项Ⅰ期研究中，ADCT-301 治疗复发 / 难治性 PTCL 的 ORR 为 33%。

八、一线和复发疾病的推荐治疗方法

基于 ECHELON-2 的研究结果，建议将 BV 联合 CHP 方案作为 ALK 阳性和 ALK 阴性 ALCL 的一线治疗。对于诱导化疗达到 CR1 的高风险患者，仍应考虑进行大剂量化疗和 ASCT 的巩固治疗，包括年龄＞ 40 岁且 IPI 评分≥ 3 分的 ALK 阳性患者，以及大多数（尤其是 IPI

评分＞1分）ALK 阴性患者。

复发 / 难治性 ALCL 患者通常接受二线挽救性化疗，适合移植的患者在挽救性化疗达到完全缓解后应准备行自体干细胞移植。由于 BV 缓解率高、便于门诊给药且副作用可控，是二线优选的挽救性治疗方案，但 BV 现已获批用于一线治疗。其他挽救性方案，如 GDP（吉西他滨、地塞米松、顺铂），DHAP（地塞米松、大剂量阿糖胞苷、顺铂）和 ICE（异环磷酰胺、卡铂、依托泊苷）将更为常用。考虑到便于门诊给药、毒副反应可控，且与 DHAP 总体反应率相似，GDP 方案是我们推荐的细胞毒性挽救性治疗方案。

对于因年龄和（或）合并症而不适合移植的复发 / 难治性 ALCL 患者，BV 仍然是首选的二线治疗方案，原因如前所述。

对于 ALK 阳性 ALCL 患者，克唑替尼是适合的二线或三线选择。塞瑞替尼可在克唑替尼进展后使用，因为在 ALK 阳性非小细胞肺癌患者中，克唑替尼治疗进展后使用塞瑞替尼治疗有效的案例已有报道。对 BV 或 GDP 不敏感的 ALK 阴性 ALCL 患者，可以使用其他已被批准用于复发 / 难治性 PTCL 的药物，如普拉曲沙、罗米地辛和贝利司他。最后，对于身体状况良好、ASCT 后复发、二线治疗后达到 PR 或在复发后经多线治疗达到 CR 的患者，可选择异基因造血干细胞移植治疗。

（黄英丹　吴辉菁　译）

第 12 章 肠病相关 T 细胞淋巴瘤

Stephanie Teja and Neha Mehta-Shah

一、引言

肠病相关 T 细胞淋巴瘤（enteropathy-associated T-cell lymphoma，EATL）和单形性嗜上皮性肠道 T 细胞淋巴瘤（monomorphic epitheliotropic intestinal T-cell lymphoma，MEITL）是原发性小肠淋巴瘤的两种病理类型。既往这两种病理类型临床上统一称为 EATL，这对历史数据的解读和分析具有极大挑战。在 2016 年，基于不同的病理特征和临床病程，WHO 造血及淋巴组织肿瘤分类将其独立划分为 EATL 和 MEITL（表 12.1）。

表 12.1 EATL 与 MEITL 比较

	EATL	MEITL
免疫组化表型	阳性表达：CD3、CD103 阴性表达：CD4、CD5、CD8 可能阳性表达：CD30	阳性表达：CD3、CD8、CD56、细胞质表达 SYK 阴性表达：CD4、CD5、CD8、CD30
乳糜泻相关	与乳糜泻病史相关	与乳糜泻病史无关
高发人种	高加索人	亚洲人及非高加索人
分子遗传学	JAK1，STAT3，SOCS1	STATB5，SETD2，JAK3

EATL 既往被称为 EATL 1 型或经典型 EATL，与乳糜泻病史密切相关。相较于亚洲人群，北美和北欧人群的乳糜泻患病率明显偏高，因此，EATL 是北美和北欧更常见的肠病相关 T 细胞淋巴瘤类型。组织学上，EATL 具有大细胞、多形性的细胞学表现，恶性细胞表达 CD3、CD7、CD13，不表达 CD4、CD5，而 CD8 表达呈现出多变性。通常具有 TCRβ 的克隆重排。关于 EATL 病理特征的描述，详见“病理特征”部分。

根据临床表现，EATL 可进一步分为原发性和继发性。原发性 EATL 患者，诊断前并没有乳糜泻病史，患者多以急性肠穿孔或肠梗阻为首发症状，后续确诊为 EATL 和乳糜泻。而继发性 EATL 患者，诊断 EATL 前有明确的乳糜泻或难治性乳糜泻病史（参见“乳糜泻和难治性乳糜泻”部分）。

MEITL 既往被称为 EATL 2 型，由于其独特的组织病理学特征和临床病程表现，目前已正式将其与 EATL 区分开来。该亚型占所有肠病相关 T 细胞淋巴瘤的 10% ～ 20%。其与乳糜泻的相关性较弱，在乳糜泻患病率较低的亚洲更为常见。研究表明，亚洲患者的肠病相关 T 细胞淋巴瘤很可能主要是 MEITL。MEITL 的特点是 CD3+、CD8+ 和 CD56+，不表达 CD4，TCRβ 克隆重排呈阳性。有关 MEITL 病理特征的描述，详见“病理特征”部分。

二、流行病学特征

肠病相关 T 细胞淋巴瘤发病率低，在所有非霍奇金淋巴瘤（NHL）中不到 1%，占 T 细胞淋巴瘤的 5.4%。年发病率为（0.10 ～ 0.14）/10 万人。约 2/3 的肠病相关 T 细胞淋巴瘤为 EATL，1/3 为 MEITL。在北欧，约 80% 的肠病相关 T 细胞淋巴瘤为 EATL。EATL 患者平均发病年龄为 60 岁。有研究表明，男性发病率高（为 61% ～ 74%）；也有研究显示无明显性别差别。亚洲淋巴瘤研究组对 38 例 MEITL 患者的分析显示，男性发病率是女性的两倍，中位发病年龄为 59 岁。

EATL 的流行病学特征表现出了地域差异，一项对 22 个中心的 PTCL 患者的研究发现，在纳入的 1153 例 PTCL 中，EATL 患者为 62 例，欧洲的发病率最高，为 9.1%；其次是北美，发病率为 5.8%；然后是亚洲，发病率为 1.9%。另一项对中国台湾研究机构登记的 74 例肠病相关 T 细胞淋巴瘤的流行病学调查显示，该病发病率为 8.1%。亚洲国家（如日本、中国等）的乳糜泻的患病率较低，大多数肠病相关淋巴瘤实际上都是 MEITL。

除地域差异外，EATL 的发病率在种族方面也存在差异。一项基于美国最大的两个公共癌症数据库——SEER 数据库和 NCDB（National Cancer Database）数据库的研究表明，对患者自主登记的种族信息进行发病率统计，2000—2010 年，美国总体年龄调整后的 EATL 发病率为 0.111/100 万人。亚洲 / 太平洋岛民的发病率为 0.236/100 万人，高于其他种族（高加索人为 0.101/100 万人、非裔美国人为 0.107/100 万人、美洲印第安人 / 阿拉斯加原住民为 0.128/100 万人）。

乳糜泻和难治性乳糜泻

EATL 是乳糜泻的一种肿瘤并发症，乳糜泻是一种慢性麸质敏感性肠病，在欧洲人中更为普遍。难治性乳糜泻定义为尽管严格坚持 12 个月的无麸质饮食，仍有持续吸收不良和绒毛萎缩症状的乳糜泻。对那些患有难治性乳糜泻的个体而言，罹患 EATL 的风险显著升高。根据组织学特征，难治性乳糜泻可进一步细分为难治性乳糜泻 1 型和 2 型。1 型难治性乳糜泻的特点是尽管坚持无麸质饮食，仍出现肠道绒毛萎缩、肠道上皮内淋巴细胞数量增加，但它们在表型上依旧是正常的。2 型难治性乳糜泻的特征是异常上皮内淋巴细胞的克隆扩增，且缺乏正常表面标记。

在难治性乳糜泻的两种类型中，2 型难治性乳糜泻与 EATL 的发生存在密切关联。据报道，60% ～ 80% 的 2 型难治性乳糜泻患者会在 5 年内发展为 EATL。从诊断乳糜泻到确诊淋巴瘤的时间跨度差异较大，短则几个月，长则数年。1 型难治性乳糜泻患者的 5 年生存率为 80% ～ 96%，但 2 型难治性乳糜泻患者的 5 年生存率仅为 40% ～ 58%。尤其值得注意的是，2 型难治性乳糜泻发展为 EATL 的患者预后最差，5 年生存率为 8% ～ 20%。

有证据表明，坚持无麸质饮食在一定程度上可以降低肠道淋巴瘤的发病风险。意大利的一项大型注册研究纳入了 1757 例乳糜泻患者，并对其进行了为期 3 年的并发症发病率的观察，结果显示，在坚持严格的无麸质饮食情况下，肠道淋巴瘤标准化发病率从 6.42 下降到 0.22，提示无麸质饮食对预防肠道淋巴瘤的发病有着积极作用。然而，也有研究显示，尽管坚持无麸质饮食，乳糜泻患者罹患 NHL（无论 T 细胞或 B 细胞来源）的风险持续存在。不仅如此，这些患者罹患小肠腺癌、食管癌和黑色素瘤的风险也有所增加。

三、诊断

（一）临床表现

很多 EATL 和 MEITL 患者的临床表现为穿孔或梗阻，需要急症处理，患者多伴有疼痛、恶心 / 呕吐、体重减轻、厌食和疲乏等相关症状，通常营养状态很差。有研究显示，初诊的肠病相关淋巴瘤患者，超过 1/3 需要肠内或肠外营养。其他常见的临床表现为腹泻和 B 症状（发热、盗汗等）。由于多合并急腹症和（或）长期营养状况不良（由吸收不良和高代谢引起），大多数患者表现为体能状态下降（ECOG > 1 分）。

在肠病相关淋巴瘤患者的实验室检查中，诸多异常表现往往与患者的营养不良状况密切相关。其中，多数患者表现为贫血和低白蛋白血症。由于肠病相关淋巴瘤的高度侵袭性，常表现为 LDH 值升高和 CRP 升高。多项研究显示，在 EATL 和 MEITL 发病过程中或病程后期均有可能合并噬血细胞性淋巴组织细胞增生症（hemophagocytic lymphohistiocytosis，HLH），预后极差。

患者多表现为弥散性 / 播散性病变，常见的受累部位为骨髓、肺、纵隔淋巴结和肝。初诊时中枢神经系统受累者少见，但可能是复发的唯一部位，且预后不良。少数 EATL 患者也会表现为嗜酸性粒细胞增多、Sweet 综合征、空洞性肠系膜淋巴结综合征和亚急性多神经根病等。

EATL 与乳糜泻密切相关，多发于小肠，而 MEITL 可能累及肠道任何部位及多个肠外部位。值得注意的是，有研究显示 MEITL 患者可表现为孤立的结直肠或胃部病变，这一现象在 EATL 中极为罕见。当疾病复发时，MEITL 患者可表现为多发肠外累及，累及部位多为胸腔和中枢神经系统，可表现为胸腔积液、脓性腹水、皮肤沉积物、慢性腹泻和双侧卵巢肿物。

（二）鉴别诊断

在临床工作中，肠病相关 T 细胞淋巴瘤需要与一些疾病相鉴别，常见鉴别诊断包括难治性乳糜泻、B 细胞淋巴瘤、惰性 T 细胞淋巴增生性疾病、结外 NK/T 细胞淋巴瘤、γ-δ T 细胞淋巴瘤、间变性大细胞淋巴瘤、恶性黑色素瘤和组织细胞源性肿瘤。特别值得关注的是，与 EATL 或 MEITL 相比，乳糜泻患者更容易被诊断为 B 细胞 NHL 或非肠源性淋巴瘤。

此外，有两种胃肠道惰性淋巴细胞增生性疾病容易误诊为 EATL，分别为胃肠道惰性 T 细胞淋巴增生性疾病和 NK 细胞肠病。这两种疾病通常表现为惰性进程，对系统治疗反应不佳，通常不需要系统治疗。

（三）病理特征

组织学上，EATL 有着独特的细胞学和免疫表型特点。EATL 细胞具有大细胞、多形性特点。免疫表型方面，其 CD3、CD7、CD13 为阳性表达，CD4、CD5 为阴性表达，CD8 和 TCRβ 表达多变。绝大多数 EATL 呈 CD30 阳性，有两项研究分别在 25/25 例和 12/14 例患者中发现 CD30 阳性表达。从基因层面来看，大多数 EATL 患者具有 *HLA-DQA1*0501* 和 *DBQ*0201* 基因型，1q32.2-q41 和 5q34-q35.2 区域的扩增也很常见。一项对 8 例 EATL 病例的小样本研究发现，*JAK1* 突变可达 50%，*STAT3* 突变率为 25%，但在该研究中没有发现 *SETD2*、*STAT5B* 或

JAK3 突变，同时 H3K36 三甲基化通常无明显改变。

MEITL 具有不同的组织学特征和免疫表型，MEITL 的特点是非典型 T 细胞表面 CD3、CD8、CD56 呈阳性表达而 CD4 表达阴性，TCRβ$^+$ 克隆重排。因此，凭借细胞毒性 T 细胞表型特点，在组织学上能够将 MEITL 与 EATL 区分开来。此外，MEITL 多表达 CD8 和 CD56 而很少有 CD30 阳性。

在基因层面，MEITL 患者通常表现为 8q24 染色体扩增，1q 和 5q 染色体扩增少见。肿瘤抑制基因 *SETD2* 在 EATL 中常为失活表达。一项对 15 例 MEITL 组织学样本的研究发现，93% 的组织中存在 *SETD2* 失活。此外，JAK/STAT 通路是突变最频繁的通路，该通路上 *STAT5B* 的突变频率可达 60%，*JAK1*、*JAK3* 的突变频率为 46%，*STAT3*、*SOCS1* 和 *SH2B3* 的突变频率也达到 20%。此外，还观察到 *KRAS*、*TP53*、*BRAF* 和 *TERT* 基因突变。

在蛋白层面，近期一项研究发现，细胞质中 SYK 的表达似乎是 MEITL 的一个独特标志物。而 ZAP-70 在 MEITL 和 EATL 中均有表达，表达率分别为 92.5% 和 96%。此外，研究发现 MEITL 和 EATL 的 TCR 组成不同，MEITL 中 TCR 阳性率高达 85%；而 EATL 仅在 35% 的病例中显示克隆性 TCR。

（四）辅助检查

尽管大多数 EATL 患者可以通过急诊剖腹探查术时获取的病理标本明确诊断，但在某些情况下，仍需要影像学和内镜检查的辅助诊断。

^{18}F- 氟脱氧葡萄糖正电子发射断层扫描（^{18}F-fuorodeoxyglucose positron emission tomography，^{18}F-FDG PET）相较于单纯的 CT 检查具有显著优势，通常大多数 EATL 和 MEITL 病变呈现出高代谢状态。一项纳入 38 例患者的研究表明，^{18}F-FDG PET 比单纯 CT 检查有更高的敏感性，尤其是在诊断淋巴结以外的病变时。然而，值得注意的是，仍有高达 8% 的病例可能表现为 FDG 不显像。

此外，磁共振肠造影（magnetic resonance enterography，MRE）作为 PET 的重要辅助手段，能够有效检测局限于肠壁上皮的 EATL，并可对治疗反应进行评估。MRE 对 2 型难治性乳糜泻或 EATL 的诊断准确率可达 90%。

四、预后和预后因素

国际 PTCL 项目（International PTCL Project，ITCP）的统计数据显示，在纳入研究的 62 例“肠病型 PTCL”患者中，5 年总生存率仅为 20%。同样，在瑞典淋巴瘤登记处公布的数据中，68 例 EATL 患者的 5 年 OS 和 PFS 分别为 20% 和 18%。

研究显示，初诊时肿瘤直径＞ 5cm、非活动状态、血清 LDH 升高、CRP 升高与 OS 和 PFS 呈负相关。而疾病分期（Ⅲ～Ⅳ期）、年龄＞ 60 岁和免疫组化标志物（CD8、CD56、CD30 或 TIA1）与 OS 和 PFS 无明显相关性。

荷兰 Nijeboer 等的另一项研究，纳入了 61 例 EATL 患者，其中 30 例为难治性乳糜泻背景，31 例在初诊时即为 EATL 和隐匿性乳糜泻，结果显示患者 5年总生存率仅为 10%。一般来说，以难治性乳糜泻为背景的 EATL 患者的中位 OS 较差（4 个月 vs.14 个月）。而在这项研究中，中位 OS 为 7.4 个月，1 年和 5 年 OS 分别为 40% 和 11%。值得注意的是，61 例患者中有 10 例因一般状态差或处于疾病晚期而无法接受系统性化疗。这些不能耐受系统性化疗的患者预后极差，中位生存期仅为 10 天。其他研究也有类似的发现，以难治性乳糜泻为背景的 EATL 患者在达到 CR 后的 5 年内复发率更高（60% vs. 40%）。IPI 评分与初始治疗的 CR 显著相关，但并不能预测复发风险。

在接受联合化疗达到首次缓解后续行 ASCT 巩固的患者中，EATL 患者的中位 OS 和无进展生存期与其他类型的 T 细胞淋巴瘤相似。在北欧进行的一项研究，是目前规模最大的一项多中心前瞻性临床研究，该研究观察外周 T 细胞淋巴瘤患者接受 CHOEP 方案化疗后行 ASCT 巩固治疗的疗效，其中入组了 21 例 EATL 患者。在意向性治疗基础上，EATL 患者的 5 年 PFS 和 OS 分别为 38% 和 48%，与 PTCL-NOS 和 AITL 相似。这表明，可耐受含蒽环类方案化疗的 EATL 患者的预后可能优于不适合接受系统性化疗的患者。遗憾的是，大部分 EATL 患者初诊时存在难治性腹痛、营养不良及近期腹部手术史，这使得该疾病的总体预后差于其他类型的 T 细胞淋巴瘤。

用于侵袭性淋巴瘤的预后指标，如 IPI 和 PTCL 预后指数（Prognostic Index for PTCL，PIT），在 EATL 中并未显示出明显的预后分层。一项基于荷兰、英格兰和苏格兰的 92 例 EATL 患者的多中心回顾性研究发现了一种新的、经过验证的预后模型，该模型可以根据生存结果更好地对患者进行分层。值得关注的是，合并 B 症状 [定义为发热，体温≥ 38℃（100.4 ℉）和（或）盗汗] 是个明显的预后不良的指标，与生存期短明显相关。新的 EATL 预后指数（EATL prognostic index，EPI）由 IPI 结合 B 症状组成，将患者分为 3 个危险组：①高危组：存在 B 症状，与 IPI 评分无关（中位 OS 为 2 个月）；②中危组：无 B 症状但 IPI 评分≥ 2 分（中位 OS 为 7 个月）；③低危组：无 B 症状，IPI 评分 0 ～ 1 分（中位 OS 为 34 个月）。与 IPI 和 PIT 相比，EPI 根据患者的临床结局更好地将患者分层。

关于 MEITL 的预后和预后因素，迄今为止，最大规模的研究数据是来自亚洲淋巴瘤研究组的 38 例 MEITL 患者。中位总生存期仅为 7 个月（0.5 ～ 108 个月），中位 PFS 为 1 个月（0 ～ 42 个月）。38 例患者中有 10 例无法接受化疗，这些患者的中位生存期仅为 1 个月。相比之下，达到缓解并进行移植巩固治疗的患者显示出了更好的生存（OS 为 26 个月 vs. 67 个月；无病生存期为 7 个月 vs. 38 个月）。其他影响生存的因素为体能状态，ECOG 为 0 分或 1 分的患者的 OS 有所改善，PFS 无明显变化；初诊时可耐受化疗的患者的 OS 及 PFS 比不能接受化疗的患者均有延长。

五、传统疗法

由于 EATL/MEITL 罕见，缺乏高质量的随机对照研究，目前尚无标准治疗方法。数据大多来自病例报告、单中心研究和大样本研究中纳入的少数 EATL/MEITL 患者的亚组分析。

值得注意的是，由于慢性乳糜泻或出现梗阻 / 穿孔，很大一部分患者的营养状况不佳。首次治疗通常是姑息减瘤术，许多患者接受减瘤术后已经无法耐受进一步的治疗。一项研究显示，62 例患者在初诊时即有 5 例患者因体质状态差而无法接受任何治疗。因此，在进行前瞻性研究或一系列更积极治疗时要特别注意这部分体质状态差的患者，可能不符合入组标准。

如前所述，通常患者接受的首个治疗是手术切除。矛盾的是，手术治疗可能会推迟患者的系统性化疗，尤其是在出现术后并发症、伤口愈合不良或术后体质状态恶化的情况下。常见的早期术后并发症为吻合口瘘和脓毒症，常见的晚期术后并发症为吻合口狭窄。相较择期手术，急症手术的死亡风险会更高。

系统性化疗方案仍首选 CHOP，5 年总生存率为 9% ～ 22%，其他推荐方案有 BACOP（博来霉素、多柔比星、环磷酰胺、长春新碱和泼尼松），ProMACE-MOPP（泼尼松、多柔比星、环磷酰胺、依托泊苷、氮芥、长春新碱和丙卡巴肼），VAMP（长春新碱、多柔比星、大剂量甲氨蝶呤和泼尼松龙），PEACE-BOM（泼尼松龙、依托泊苷、多柔比星、环磷酰胺、博来霉素、长春新碱和甲氨蝶呤），CHOEP（CHOP 与依托泊苷），EPOCH-ICE（依托泊苷、泼尼松、长春新碱、环磷酰胺、多柔比星 - 异环磷酰胺、卡铂和依托泊苷），MACOP-B（甲氨蝶呤、多柔比星、环磷酰胺、长春新碱、泼尼松和博来霉素）和 CHOP-ESHAP（表 12.2）。化疗后肠穿孔并不罕见，甚至可发生在多周期化疗后。少数病例通过治疗可得到缓解（2 例完全缓解，3 例部分缓解），但也只是短期缓解，在中位随访 7 个月时只有 2 例患者存活。即使患者治疗有效，缓解持续时间也很短。Gale 等对英国的 31 例患者进行研究显示，在 19 例对初始治疗有效的患者中有 15 例患者复发，中位复发时间为 6 个月，其中 12 例复发部位仍为小肠。

表 12.2　肠病相关 T 细胞淋巴瘤的化疗选择

参考文献	研究类型	入组病例数	化疗方案	ORR/CRR	中位生存时间（月）（范围）
[1]	回顾性	54	CHOP，类 CHOP	32/32	7（0 ～ 140）
[2]	回顾性	31	CHOP，VAMP，PEACE-BOM	58/32	7.5（0 ～ 83）
[3]	回顾性	24	CHOP，BACOP，ProMACE-MOPP	Unk/Unk	10（0 ～ 196）
[4]	回顾性	10	CHOP	Unk/50	5（1 ～ 12）
[5]	回顾性	1	Hyper-CVAD	100/100	34（Unk）
[6]	前瞻性	23	CHOP	Unk/35	7（Unk）
[4]	前瞻性	10	CHOEP	60/30	7（2 ～ 16）

注：BACOP. 博来霉素、多柔比星、环磷酰胺、长春新碱、泼尼松；CHOP. 环磷酰胺、多柔比星、长春新碱、泼尼松；CHOEP. CHOP+ 依托泊苷；Hyper-CVAD. 环磷酰胺、长春新碱、地塞米松、甲氨蝶呤、阿糖胞苷；PEACE-BOM. 泼尼松龙、依托泊苷、多柔比星、环磷酰胺 - 博来霉素、长春新碱、甲氨蝶呤；ProMACE-MOPP. 泼尼松、多柔比星、环磷酰胺、依托泊苷、氮芥、长春新碱、丙卡巴肼；Unk. 未知；VAMP. 长春新碱、多柔比星、大剂量甲氨蝶呤、泼尼松龙

国际 T 细胞项目组（International T-cell Project，ITCLP）的数据显示，未应用含蒽环类药物化疗的患者生存不足 1 年，而接受了含蒽环类药物化疗的患者，2 年内存活且无疾病进展的比例为 20%。因此，含蒽环类药物的化疗方案可作为肠病相关 T 细胞淋巴瘤患者的一个选择。值得注意的是，约 50% 的初诊患者由于体质状态欠佳而无法接受化疗，可接受化疗的患者仍有 50% 无法完成全部化疗计划，对于完成全部化疗计划的患者，也只有 35% ～ 40% 达到 CR。然而，一部分患者虽然化疗后未能达到 CR 但也存活了 1 年以上。

初始化疗达到完全缓解后是否行强化治疗或自体造血干细胞移植作为巩固治疗存在争议，北欧淋巴瘤协作组（Nordic Lymphoma Group，NLG）进行了一项大型多中心临床研究（NLG-T-01），评估初治 PTCL 患者接受 6 个周期的 CHOEP 诱导化疗后行 ASCT 巩固治疗的疗效，其中纳入了 21 例 EATL。EATL 患者的 5 年 OS 和 PFS 分别为 48% 和 38%。苏格兰和纽卡斯尔淋巴瘤组（the Scotland and Newcastle Lymphoma Group，SNLG）对 54 例 EATL 患者进行了一项前瞻性研究，发现中位 PFS 为 3.4 个月，总生存期为 7.1 个月。该研究中，26 例患者接受了 IVE（异环磷酰胺、依托泊苷、多柔比星）联合高剂量甲氨蝶呤强化化疗方案，后续

进行 ASCT 巩固治疗，与应用传统含蒽环类药物化疗组相比，强化治疗组的疗效显著改善（5 年 PFS 为 52%，OS 为 60%）。另一项研究中，6 名 EATL 患者接受了强化化疗（IVE 加高剂量 MTX）后行 ASCT 巩固治疗，结果显示 5 例患者达 CR，1 例患者达 PR；2 例患者分别在 2.5 个月和 20.5 个月时复发，4 例患者在 22 ～ 52 个月的时间维持 CR。同样，欧洲血液和骨髓移植学会（European Society for Blood and Marrow Transplantation，EBMT）和 Sieniawski 等的研究结果表明，对于大多数首次接受强化化疗达 CR 或 PR 的 EATL 患者，推荐应用 ASCT 巩固治疗。虽然上述结论来源于一系列小样本研究数据，但与既往数据相比，已显示出生存优势，这些数据为符合强化化疗后接受 ASCT 巩固治疗的患者的持久缓解提供了希望。

另一方面，Nijeboer 等对 EATL 患者的回顾性研究发现，尽管移植患者的预后最好（1 年和 5 年 OS 分别为 100% 和 33%），但其中一些患者在移植后 1 ～ 2 个月复发。

对于 MEITL，最大规模的研究是亚洲淋巴瘤研究组对纳入的 38 例患者的回顾性分析，其中 31 例患者（86%）因急症表现或需要病理学诊断而行手术切除；8 例患者因体质状态差无法进行化疗，2 例患者仅能接受类固醇激素治疗。在 26 例（72%）可以接受化疗的患者中，总有效率为 46%，10 例达到完全缓解。常用的两种方案分别为含蒽环类药物和含 L- 天冬酰胺酶的化疗方案，但化疗方案的选择不影响疗效。5 例患者在化疗结束后行移植巩固治疗，截至数据发表时，5 例患者仍然存活（总生存时间 26 ～ 67 个月，无病生存时间 7 ～ 38 个月）。也有一些病例报道显示 MEITL 患者在 ASCT 后长期缓解。

复发 / 难治性患者没有标准二线化疗方案，建议患者加入临床试验。在一项观察 EATL 患者二线治疗疗效的单中心回顾性分析中，纳入的 19 例患者中 3 例达到完全缓解，缓解持续时间分别为 4、7 余和 64 余个月，其中 2 例患者在观察截止时间仍无疾病进展迹象。化疗方案为 ICE（异环磷酰胺、卡铂和依托泊苷），FC（氟达拉滨和环磷酰胺），DHAP（地塞米松、顺铂和阿糖胞苷）及单药克拉屈滨。非化疗方案主要是从复发 / 难治性 PTCL 中借鉴而来（见“新药应用”）。这些方案包括标准的挽救性化疗、组蛋白去乙酰化酶抑制剂、以来那度胺为基础的治疗和维布妥昔单抗。在一项多中心的回顾性研究中，接受异基因造血干细胞移植的 T 细胞淋巴瘤患者中，有 5 例患者为 EATL 或 MEITL。这些符合移植条件并接受了移植的患者中，40% 在移植后 2 年处于无病状态。

六、新药应用

基于 EATL 患者的治疗现状，需要更优的治疗方案来改善预后。由于许多 EATL 患者体质状态欠佳，因此，一线治疗选用毒性小的非传统性化疗药物来提高患者的耐受性显得更加重要。由于 EATL 的罕见性，想要招募足够数量的患者开展大样本临床研究变得异常困难，大多数临床试验都招募了多种病理亚型的 T 细胞患者，很少有专门针对 EATL 患者开展的临床研究。

（一）靶向 CD30 药物

维布妥昔单抗是一种跨膜糖蛋白，是靶向 CD30 的抗体 - 药物偶联物。BV 被 FDA 批准用于间变性大细胞淋巴瘤、HL 和 CD30 阳性蕈样肉芽肿病，这些疾病 CD30 均呈阳性表达。多数 EATL 肿瘤细胞上表达一定比例的 CD30，使得 BV 为 EATL 的治疗带来希望，BV 的不良反应可耐受，常见的为周围神经病变。然而，MEITL 很少表达 CD30，可能需要其他治疗方法。

个案报告显示，1 例 64 岁的 EATL 患者在应用 CHOP、ICE、吉西他滨、长春瑞滨和罗米地辛治疗失败后，接受 8 个周期的 BV 治疗（每 3 周 1.8mg/m^2，共 4 个周期，由于出现神经病变后续减量为 1.0mg/m^2），病变达到完全缓解。另 1 例患者在完成 CHOP 治疗 8 个月后复发，开始接受 BV 治疗后疾病控制了 18 个周期。

目前正在评估以 BV 为基础的治疗是单独使用还是与其他药物联合使用。例如，目前一项 BV 联合纳武利尤单抗（NCT02581631）的研究正在招募复发的 EATL 患者。此外，目前还有其他开放的研究招募 EATL 患者（如 NCT02588651、NCT03217643、NCT03113500）。而且，EATL 患者可入组 ECHELON-2 临床研究，ECHELON-2 是一项随机双盲研究，对比 CHOP 与 BV-CHP（环磷酰胺、多柔比星、泼尼松）在 T 细胞淋巴瘤中的疗效（NCT01777152）。我们期待这些研究结果可进一步提示 BV 在这些患者群体的应用。

（二）组蛋白去乙酰化酶抑制剂

组蛋白去乙酰化酶在癌症的发病机制中发挥着多种作用，其靶向的信号通路调节了癌细胞的分化、增殖、迁移和存活等细胞过程。主要的作用方式被认为是介导各种组蛋白和非组蛋白的翻译后修饰。组蛋白去乙酰化酶抑制剂（inhibitors of HDAC，HDACi）诱导组蛋白乙酰化，上调肿瘤抑制基因的表达，并导致细胞周期停滞。在 PTCL 中 HDAC1 的表达明显升高，提示 PTCL 对 HDACi 可能敏感。HDAC 抑制剂（HDACi）主要有罗米地辛、伏立诺他、贝利司他和帕比司他。由于 EATL 中出现多种染色质修饰基因的突变，提示 HDACi 是治疗该病有希望的药物。

罗米地辛是一种 HDACi，FDA 于 2011 年批准用于 PTCL 治疗。在一项应用单药罗米地辛治疗复发 / 难治性 PTCL 和 CTCL 患者的 Ⅱ 期临床研究中，纳入的 1 例 EATL 患者疗效达 PR 且持续了 8 个月。其他早期临床试验似乎表明，罗米地辛与其他药物联合使用比单独使用罗米地辛有更高的疗效。已经完成或正在进行的临床研究应用罗米地辛联合其他药物的治疗组合（包括与 ICE、脂质体多柔比星、来那度胺、吉西他滨、普拉曲沙、硼替佐米和阿扎胞苷等的联合）治疗 PTCL 患者。

2 例 EATL 患者纳入了贝利司他（一种泛 HADCi）的注册临床研究，其中 1 例获得了临床缓解。

（三）PI3K 抑制剂

PI3K 在细胞信号转导中起着至关重要的作用，可调节多种细胞功能。PI3K-δ 和 PI3K-γ 亚基对某些 T 细胞恶性肿瘤的生长和存活很重要，抑制 PI3K 是 PTCL 和 CTCL 的一种治疗策略。度维利塞是一种口服 PI3K-δ 和 PI3K-γ 抑制剂，在多项 PTCL 试验中已被证明有效。在度维利塞的 Ⅰ 期研究中，1 例 EATL 患者达到 CR。另一项度维利塞联合罗米地辛或硼替佐米治疗复发 / 难治性 PTCL 的临床研究（NCT02783625）中，纳入了 EATL 患者，也初步显示出疗效。

（四）蛋白酶体抑制剂

初步数据显示，在 EATL 细胞中 NF-κB 靶基因的表达增加，可能导致 NF-κB 活性上调。硼替佐米是一种蛋白酶体抑制剂，可抑制 NF-κB 活性，并通过上调促凋亡的 BH3-only 蛋白 Noxa 诱导细胞凋亡。De Baaij 等研究发现，与健康人群细胞相比，EATL 细胞中 Noxa 的表达明显下调，并证实了硼替佐米通过上调 Noxa 的表达可诱导 EATL 细胞的凋亡。因此，开展了硼替佐米作为单药或与度维利塞等药物联合应用的临床研究（见“PI3K 抑制剂”部分）。

（五）免疫调节剂

来那度胺是一种沙利度胺类似物，通过抑制血管内皮生长因子（vascular endothelial growth factor，VEGF）、激活 NK 细胞和 T 淋巴细胞及调节各种细胞因子发挥作用。通过这些机制，它能够同时靶向肿瘤细胞和肿瘤微环境。加拿大一项Ⅱ期临床研究入组了 39 例系统性 T 细胞淋巴瘤患者，总有效率为 26%；其中包括 2 例 EATL 患者，但均治疗无效。目前，来那度胺单药或与其他药物联合治疗 PTCL（如 NCT02561273）的临床研究正在进行中。

（六）靶向 CD52 药物

CD52 作为一种抗原，在常见的 PTCL 亚型中均有表达，但表达量较少。阿仑单抗是一种抗 CD52 的人源化单克隆抗体，在 PTCL 患者中开展了临床研究，并取得了一定疗效。在一项阿仑单抗联合 CHOP 治疗的临床研究中，纳入的唯一 1 例 EATL 患者初始治疗达到了完全缓解，但此后不久仍因疾病进展而死亡。个案报告显示，1 例 EATL 患者应用阿仑单抗治疗有效，但迄今为止尚无大样本前瞻性试验的数据。

（七）检查点抑制剂

纳武利尤单抗是一种人源化 IgG4 抗 PD-1 单克隆抗体，作为检查点抑制剂，已被批准用于多种实体瘤和复发 / 难治性霍奇金淋巴瘤。目前应用其治疗 PTCL 的临床研究正在进行中，研究中纳入了 EATL 患者（如 NCT03075553）。检查点抑制剂对 EATL 和 MEITL 的疗效尚无数据支持。

（八）其他药物

聚乙二醇 - 天冬酰胺酶是一种修饰酶，有病例报告称其对包括 EATL 在内的 PTCL 有着良好的疗效（NCT03071822）。

SYK 抑制剂目前也正在临床试验阶段，在一项针对复发 / 难治性 B 细胞恶性肿瘤患者的Ⅱ期临床研究中，SYK 抑制剂显示出良好的疗效。研究证实，SYK 在 PTCL 中过表达，抑制 SYK 可诱导 T 细胞淋巴瘤的肿瘤细胞凋亡并阻断增殖。鉴于 SYK 在 MEITL 中广泛表达（见“病理特征”部分），SYK 抑制剂可能是未来 MEITL 的治疗靶点。

七、一线及复发患者的推荐治疗

由于 MEITL 和 EATL 是淋巴瘤中的罕见类型，目前尚无标准治疗方案。考虑到这些患者在诊断时体质状态较差，通常因营养缺乏、乳糜泻病史和最近的手术史进一步增加了治疗难度，对于初始治疗需衡量的因素有很多。我们的方法是尽快启动细胞毒性药物和含有蒽环类药物的化疗方案。对于初诊时即合并肠梗阻需要手术治疗的患者，需在外科医师、营养科医师及病理学医师的共同协作下选择治疗方案。如果患者符合临床研究的入选标准，建议首选临床研究。北欧淋巴瘤协作组应用 CHOEP 方案作为初始治疗显示出良好结果，笔者推荐应用该方案作为一线方案，同时后续进行自体造血干细胞移植（ASCT）巩固治疗。在体质状态良好、年轻的患者中，可以考虑将 Newcastle 方案作为一线治疗的选择，根据患者胃肠道累及状态，需谨慎判断在第 1 周期是否暂缓应用长春新碱。根据 ECHELON-2 研究中对 EATL 患者的亚组分析结果，可以考虑将维布妥昔单抗引入一线治疗中。

对复发 / 难治性患者而言，目前同样缺乏标准治疗方法，对于病情得到充分控制且适合移植的患者，应考虑异基因造血干细胞移植巩固治疗。

（刘　霞　张会来　译）

参考文献

[1] Sieniawski M, Angamuthu N, Boyd K, Chasty R, Davies J, Forsyth P, et al. Evaluation of enteropathy-associated T-cell lymphoma comparing standard therapies with a novel regimen including autologous stem cell transplantation. Blood. 2010;115(18):3664-70.

[2] Gale J, Simmonds PD, Mead GM, Sweetenham JW, Wright DH. Enteropathy-type intestinal T-cell lymphoma: clinical features and treatment of 31 patients in a single center. J Clin Oncol. 2000;18(4):795-803.

[3] Nijeboer P, Malamut G, Mulder CJ, Cerf-Bensussan N, Sibon D, Bouma G, et al. Enteropathy- associated T-cell lymphoma: improving treatment strategies. Dig Dis. 2015;33(2):231-5.

[4] Raderer M, Troch M, Kiesewetter B, Puspok A, Jaeger U, Hoffmann M, et al. Second line chemotherapy in patients with enteropathy-associated T cell lymphoma: a retrospective single center analysis. Ann Hematol. 2012;91(1):57-61.

[5] Ikebe T, Miyazaki Y, Abe Y, Urakami K, Ohtsuka E, Saburi Y, et al. Successful treatment of refractory enteropathy-associated T-cell lymphoma using high-dose chemotherapy and autolo-gous stem cell transplantation. Intern Med. 2010;49(19):2157-61.

[6] Mehta-Shah N, Teja ST, Tao Y, Cashen A, Beaven A, Alpdoogan O, et al. Successful treatment of mature T-cell lymphoma with allogeneic stem cell transplantation: the largest multicenter retrospective analysis. American Society of Hematology 59th Annual Meeting & Exposition; 12/11/2017; Atlanta, Georgia. 2017.

第 13 章 肝脾 T 细胞淋巴瘤

Shekeab Jauhari and Matt McKinney

一、引言

肝脾 T 细胞淋巴瘤（Hepatosplenic T-cell lymphomas，HSTL）极其罕见，在欧美国家约占外周 T 细胞或 NK/T 细胞淋巴瘤总数的 1.4%。迄今为止，相关文献中仅有几百例肝脾 T 细胞淋巴瘤的报告，包括单个病例报告和病例系列研究。应用 SEER 数据库相关数据计算，2000 年美国 HSTL 发病率为每年 1.8 例 /1 亿人，而在 2012 年发病率已上升至每年 15.2 例 /1 亿人。该病患者中位总生存期仅为 8.8 个月，5 年总生存率为 14.6%，提示 HTSL 相关死亡的高负担。

基于大型流行病学综述，已明确 HSTL 发病特定临床风险因素。约 18% 的患者存在免疫功能受损问题，具体特征包括自身免疫性疾病、实体器官移植或血液系统恶性肿瘤病史，另有 8% 的患者伴炎症性肠病且有免疫抑制剂使用史。8 例炎症性肠病患者接受英夫利昔单抗治疗后出现 HSTL 的报道，促使 FDA 于 2006 年 8 月发布黑框警告。从此大家更清楚地认识到，单独使用硫鸟嘌呤或联合使用包括英夫利昔单抗在内的抗 TNF 药物时，患 HSTL 的风险更高。HSTL 在年轻男性中的发病风险更高，但仍为罕见事件，即使接受高风险联合治疗的患者，其 HSTL 发生风险亦仅为 1 ： 7000 ～ 1 ： 3000。故炎症性肠病患者接受免疫抑制剂治疗时，必须权衡其可能带来的显著临床益处与 HSTL 发生的风险。

二、临床特征

HSTL 具有典型临床特征及侵袭性病程，患者初次就诊时多较为年轻，目前最大的单病例系列报道中患者的中位年龄为 23 ～ 42 岁，其中男性占比为 60% ～ 83%；非裔美国人的发病率高于其他种族。尽管 HSTL 易感因素（自身免疫性疾病、既往器官移植、免疫抑制剂使用史或恶性肿瘤病史）在发病过程中发挥着重要作用，但大部分患者并无上述潜在风险因素。此外，上述年轻、健康患者中疾病相关合并症可导致机体功能显著受损，一项研究报告称，38% 的患者 ECOG 表现状态为 2 ～ 4 分。

已有研究对 HSTL 患者器官受累、体征及症状特征进行报道。脾大是 HSTL 患者的常见特征之一，存在于 95% ～ 100% 病例中。在 MD 安德森癌症中心系列研究中，76% 的 HSTL 患者存在巨脾，即脾重量≥ 1000g，脾尖位于肋缘下≥ 6cm。肝大亦发生在大部分患者中，比例为 58% ～ 88%。此外，70% ～ 100% 的 HSTL 病例中还存在骨髓受累问题。在一项系列病例报道中，HSTL 患者的中位骨髓累及率为 30%，常表现为间质及血窦型受累。值得注意的是，对于 HSTL 患者，淋巴结受累并非常见特征，仅在 0 ～ 25% 的病例中有报告；但 70% ～ 100% 的患者中可观察到 B 症状。在无感染证据前提下，HSTL 患者可见间歇性发热、红细胞沉降率升高及低血压发作；上述症状及炎症标志物的改变可能与肿瘤细胞因子释放有关，通过有效治疗可解决以上问题。

特异性实验室指标异常可用于 HSTL 与其他淋巴瘤亚型的鉴别诊断。HSTL 患者往往可观察到血细胞减少：61% ～ 95% 的患者有血小板减少症，71% ～ 88% 的患者有贫血，43% ～ 58% 的患者有白细胞减少症。HSTL 患者血细胞减少症的发生机制仍不清楚，推测可能与脾大有关，亦可能与疾病进展相关。尽管 HSTL 患者骨髓受累较为常见，但浸润程度往往较低，似乎与血细胞减少程度并不一致。恶性淋巴细胞产生的包括 IFN-γ 在内的多种可溶性细胞因子可能通过其他方式介导骨髓抑制。38% ～ 71% 的 HSTL 患者存在天冬氨酸氨基转移酶、丙氨酸氨基转移酶或碱性磷酸酶的升高，且大部分呈轻度升高。在单个系列病例报道中 50% 的 HSTL 患者有胆红素升高。其他炎症标志物在 HSTL 患者中亦可见明显升高，90% 的患者存在 β2 微球蛋白升高，50% ～ 91% 的患者存在 LDH 升高。

其他临床特征，包括循环疾病、中枢神经系统受累或其他结外部位受累，在 HSTL 患者中报道较少。存在淋巴细胞增多症的病例不足 10%。既往报告过类似急性淋巴细胞白血病的表现，在全血细胞减少患者的骨髓活检中发现大量母细胞样细胞。HLH 表现亦类似 HSTL 表现，但后者病理中噬血现象罕见。在一项大型单中心回顾性系列研究中，仅报告了 1 例患者有中枢神经系统受累，而皮肤受累和其他不典型的病理或临床表现以病例报告的形式进行了报道。图 13.1 总结了 1 例化疗难治性 HSTL 患者的影像学检查、实验室检查及临床治疗过程，笔者的经验表明这个病例代表了大多数 HSTL 患者的经历。

约 20% 的 HSTL 患者存在 αβ T 细胞受体克隆；而肝脾 αβ T 细胞淋巴瘤的临床病理及遗传学特征类似 γδ 亚型。在部分系列病例报道中提示与 γδ 亚型相比，αβ 亚型更多见于女性，且生存预后更差；但尚不清楚这一相关性是否真实，抑或与病例选择有关。

HSTL 患者从症状发作至诊断明确的中位时间为 60 ～ 75 天。HSTL 较易出现误诊漏诊，而最常见的表现包括肝脾大、B 症状及血小板减少症在不同的患者中亦可能表现差异巨大。可能还会误诊为病毒综合征、原发性肝病或其他血液系统恶性肿瘤（如骨髓增生性肿瘤或急性白血病）。脾切除术能够改善血小板减少症，但可能导致误诊为免疫相关血小板减少性紫癜。大多数 HSTL 病例无淋巴结病变，且因该病的罕见性往往导致淋巴瘤诊断延误。

三、诊断、分期和检查

因 HSTL 患者就诊时并无广泛淋巴结受累，诊断性样本往往经骨髓穿刺或肝活检获得。HSTL 中肿瘤细胞通常 CD3 和 TCRd1 表达阳性，而 TCRab 阴性（即使曾有 CD3+ 和 TCRab+ 的病例报道）；CD56 和 CD8 呈程度不一的阳性表达，而 CD4 和 CD5 通常为阴性。HSTL 患者样本中可见到细胞毒性颗粒，其中 TIA1 或颗粒酶 M 呈阳性，但颗粒酶 B 和穿孔素呈阴性。HSTL 肿瘤细胞可能表达一些成熟无活性的细胞毒性 T 细胞中的其他标志物，如 KIRs 和 CD94。此外，HSTL 肿瘤细胞还存在 TRG γ 基因重排，证明其为 T 细胞来源。HSTL 中最为常见的细胞遗传学重排包括等臂染色体 7q 或环形染色体 7q，且伴有其他结构异常，见于 30% ～ 50% 的病例中；其次是 8 号染色体三体。HSTL 通常与 EBV 阳性或其他致癌病毒无关。

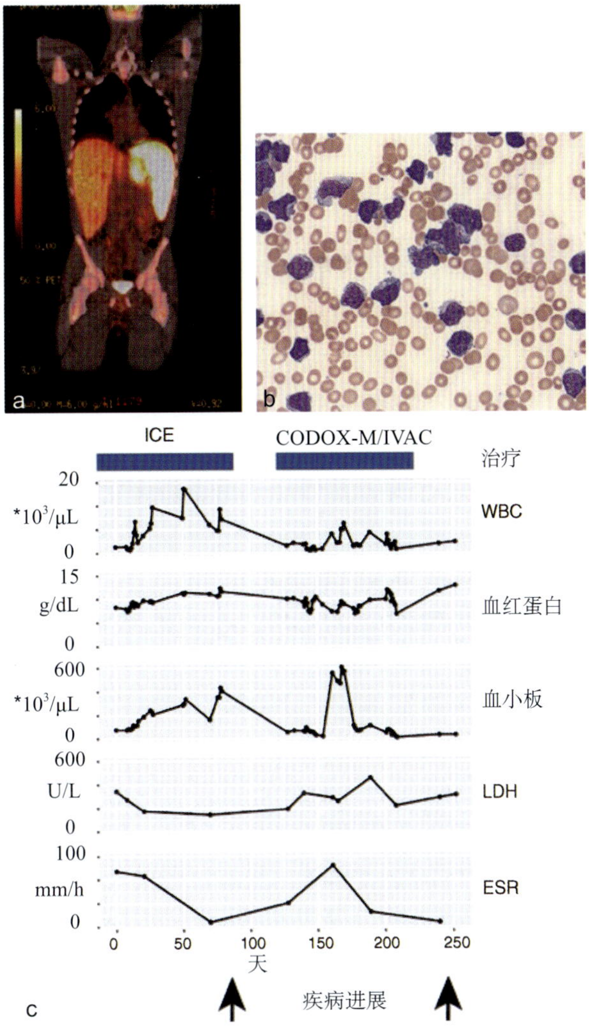

图 13.1 HSTL 临床表现及治疗过程（a）。初始 PET/CT 成像可见肝脾严重肿大并诊断为 HSTL（b）。外周血涂片提示 HSTL 白血病改变（c）。接受多种治疗后 HSTL 患者临床病程、血细胞计数及炎症生物标志物变化情况。ICE. 异环磷酰胺，卡铂，依托泊苷；CODOX-M/IVAC. 环磷酰胺，长春新碱，多柔比星，大剂量甲氨蝶呤 / 异环磷酰胺，依托泊苷及大剂量阿糖胞苷

四、常规治疗方法

多种联合化疗方案已被用于 HSTL 治疗。在早期的病例报道中，CHOP 或 CHOP 样方案在诱导治疗中应用最为广泛。一项系列病例报道显示，19 例接受此类方案治疗的患者中有 12 名（63%）获得了临床缓解，其中 50% 达到完全缓解。而在另一项报道中，12 例接受 CHOP 或类 CHOP 方案治疗的患者中有 6 例（50%）获得了缓解，且有 1 例达到完全缓解。亦有接受更强化疗方案的报道，其中 MD 安德森癌症中心系列研究显示，27 例患者中有 15 例接受 HyperCVAD 或 HyperCVAD 样方案进行诱导治疗，单因素分析结果显示与其他化疗方案相比，该方案可显著改善总生存时间（HR=0.6）。此外，含铂类及阿糖胞苷的诱导化疗方案亦显示出良好疗效。在 MSKCC 的系列研究中，14 例患者中有 8 例患者接受 ICE 或 IVAC 方案诱导，

75%的患者获得临床缓解，50%的患者达到完全缓解；同一报道中14例患者中有4例接受CHOP治疗，75%的患者实现临床缓解，但仅有25%达到完全缓解。2/3的患者在接受CHOP方案治疗达部分缓解或疾病进展后接受ICE挽救治疗可达完全缓解，提示大部分患者可能经诱导化疗实现临床缓解。此外强化化疗方案，如含铂类及阿糖胞苷等的方案，较CHOP或类CHOP方案可实现更高的临床缓解，但目前数据仍较为有限，尚无最优方案。

HSTL的其他治疗方法取得的成效各异。脾切除术可使HSTL患者血小板一过性恢复，但无法实现更佳缓解。在个案报告中，喷司他丁单药治疗HSTL可达完全缓解，而阿仑单抗单用或联合克拉屈滨治疗亦可实现完全缓解。上述药物是否可以联合作为新型方案使用，它们的最佳给药顺序及联合治疗HSTL的总体疗效尚不清楚，仍需进一步研究。

尽管HSTL患者诱导治疗缓解率较高，但复发特别是早期复发仍较为常见，且为患者死亡的主要原因。在一项系列病例报道中，接受CHOP或类CHOP方案诱导治疗后达完全缓解的HSTL患者中位复发时间为3～16个月；尽管上述患者均接受诱导治疗，但81%（17/21）的患者最终死于疾病本身。而诱导治疗后部分缓解、疾病进展或复发的HSTL患者接受强化挽救治疗后可实现疾病控制，但这一观点尚未经系统评价证实。

巩固性干细胞移植有望使部分HSTL患者达到持久缓解。MSKCC的一项系列病例研究显示，在HSTL诱导化疗后至少达到部分缓解的患者中，4例患者接受大剂量化疗及自体造血干细胞移植，其中2例达到持久缓解；8例患者接受异基因干细胞移植后，2例复发，2例出现移植后相关死亡。欧洲骨髓移植学会淋巴瘤工作组进行的回顾性研究显示，25例接受巩固性干细胞移植的患者中位随访3年，7例接受自体造血干细胞移植后5例复发，而18例接受异基因干细胞移植后2例复发，提示异基因干细胞移植更为有效。另一项研究纳入44例接受异基因干细胞移植的患者，结果提示35%的患者移植后复发，但复发均在移植1.5年后出现，预估3年总生存率为56%，死亡原因中68%为非复发相关死亡，32%为复发相关死亡。需要注意的是，HSTL患者干细胞移植时的疾病状态（无论是完全缓解还是部分缓解）均与临床预后无关。总之，上述研究结果均提示巩固性异基因干细胞移植治疗HSTL有效。

五、新型药物

（一）一线新型药物联合或不联合化疗方案

与其他外周T细胞淋巴瘤相似，HSTL一线治疗多采用在B细胞淋巴瘤诱导或挽救治疗中被发现的最为有效的药物，联合或不联合新型分子靶向药物、免疫治疗药物等。HDAC抑制剂，如罗米地辛或贝利司他，以及免疫调节药物，如来那度胺等加入到常规化疗方案中治疗HSTL的安全性及有效性已被证实。针对HSTL和其他PTCLs患者采用上述药物方案的临床研究正在开展。目前尚不清楚新型药物与一线强化疗方案联合是否可获得更佳的临床疗效。其他药物，如莫格利珠单抗或其他新型靶向药物、免疫治疗方法等治疗HSTL亦可能有效，但相关研究尚未开展。

（二）复发患者的新型药物方案

因HSTL较为罕见，目前对于复发/难治性HSTL的最佳治疗方案尚不清楚。基于疾病生物学的研究结果，复发/难治性HSTL的潜在治疗方案包括靶向SYK信号通路的药物、IL-2信号调节剂（包括JAK/STAT或PI3K抑制剂），或针对该疾病中失调的表观遗传信号的治疗方法。

Travert等报道的基于微阵列基因表达的初步数据显示，与正常对照γδ T细胞相比，HSTL

肿瘤细胞可观察到 SYK 过表达，并且在细胞系实验中，SYK 抑制剂处理后可影响肿瘤细胞凋亡进程。本研究还发现，体外 HSTL 细胞对去甲基化酶抑制剂较为敏感，推测这可能与表观遗传调节因子 AIM1 表达水平改变有关。然而，该研究仅展示了少量的 HSTL 肿瘤（n=9），并使用了唯一已知的代表 HSTL 患者来源的细胞系。

近年来基于全基因组 / 外显子检测的报道发现了 HSTL 的驱动基因，并揭示 HSTL 新型疗法的潜在靶点。*STAT5B* 和 *STAT3* 在 HSTL 患者中经常出现突变，上述基因改变以持续激活的方式发生，可导致 HSTL 肿瘤细胞中 JAK/STAT 信号通路激活。McKinney 等的报道显示 JAK/STAT 及 PI3K 信号介质突变在 HSTL 中较为常见，约 40% 的患者中存在上述至少一个基因活化突变；而上述改变可能在 HSTL 肿瘤细胞的 IL-2 受体信号通路激活中发挥着重要作用。

临床前模型研究显示 HSTL 肿瘤细胞生长增殖依赖于 IL-2，而 *STAT5B* 突变可能与 PI3K（*PIK3CD* 基因）突变存在协同效应，故 JAK/STAT 和 PI3K 协同抑制具有潜在协同治疗机制。事实上特异性 STAT5B 抑制剂联合 PI3K-δ 亚型抑制剂可能发挥 HSTL 肿瘤细胞生长协同抑制作用，并且现有药物（如芦可替尼和艾德拉尼）可能具有治疗 HSTL 的潜在价值。

HSTL 患者体细胞突变分析亦阐明其他潜在的合成致死治疗靶标。组蛋白 - 赖氨酸甲基转移酶 SETD2 在超过 30% 的 HSTL 患者（以及肠病相关 T 细胞淋巴瘤）中出现突变，其与 JAK/STAT 信号修饰因子突变相似，是 HSTL 最常见的遗传学改变之一。*SETD2* 突变往往提示 HSTL 基因功能丧失，如频繁的双等位基因突变产生移码突变；故 HSTL 患者中 *SETD2* 缺失频繁发生并提示其具有肿瘤抑制效应；同时肿瘤细胞还可能通过细胞周期控制失调及 DNA 损伤 / 同源修复反应丧失等机制，从 *SETD2* 缺失中获益。有趣的是，*SETD2* 突变细胞可能更易受到 WEE1 抑制或其他合成致死通路影响，这可能与 SETD2 缺失及 SETD2 介导的细胞功能改变（包括组蛋白、肌动蛋白甲基化及下游激活效应）有关。而 WEE1 抑制剂，如 AZD1775 目前正处于临床研发阶段，而这可能为 SETD2 突变 HSTL 的治疗带来新的选择。

尽管对于 HSTL 分子层面的研究取得了进展，但相关转化研究仍相对较少。与其他淋巴瘤相比，HSTL 的极低发生率导致针对此类人群的临床研究开展数量不足。HSTL 临床研究联盟的构建可能有助于推进 HSTL 相关异常信号通路转化研究的开展。同样，分子靶向药物的应用亦在 HSTL 人群中受限，HSTL 患者往往被纳入 PTCLs 或其他更广泛人群的临床试验中。

六、推荐治疗方案

目前 HSTL 一线诱导标准方案为含铂类及阿糖胞苷的化疗方案，如地塞米松、大剂量甲泼尼龙及含铂方案（DHAP）或其他类似方案（如 ESHAP）。自体或异基因干细胞移植可作为达到良好缓解且适合移植患者的巩固治疗选择。IVAC 化疗或含蒽环类药物的剂量调整化疗方案，如 CALGB10002（不含利妥昔单抗），含有对 HSTL 有效的药物，可能具有交替化疗非交叉耐药的优势。一线治疗有效的 HSTL 患者血细胞减少、发热及肝脾大等情况往往迅速改善或纠正。对于适合强化化疗及巩固移植的 HSTL 患者，建议立即考虑大剂量化疗及干细胞移植，优先推荐异基因干细胞移植；如缺乏良好传统供体移植物，患者应接受双脐带移植。对于初始诱导化疗失败的 HSTL 患者往往建议采用另一类替代的非交叉耐药细胞毒性化疗方案，但在细胞毒性药物治疗失败后患者往往出现高度耐药。在化疗难治性条件下，建议 HSTL 患者尝试新型药物超适应证用药，其中普拉曲沙及其他药物已被证实可使上述患者达到完全缓解。普拉曲沙与罗米地辛联合治疗在一项 PTCL 患者（包含少量 HSTL）的Ⅰ/Ⅱ期研究中显示出良好疗效及可接受的毒性。一项针对 CD52 阳性 HSTL 患者的小样本研究显示，阿仑单抗联合克拉屈滨或其他化疗药物治疗可实现临床缓解，而达到缓解的患者应重新考虑接受基于造血干细胞移植的巩固治疗。

基于疾病分子生物学特征，复发 / 难治性 HSTL 亦可考虑其他潜在新型治疗药物超适应证用药，包括其他表观遗传修饰因子或靶向 HSTL 中相关分子通路的抑制剂。JAK/STAT 抑制剂（如芦可替尼）或 PI3K 抑制剂（如 copanlisib）单药或与其他靶向小分子抑制剂或常规化疗联合在临床试验方案之外出于同情用药的目的超说明书使用时，可能都会发挥作用。

七、总结

HSTL 是一种罕见的淋巴瘤亚型，多见于青壮年；即使与其他亚型 T 细胞淋巴瘤相比，HSTL 患者的临床预后也更差。与其他 PTCL 类型不同的是，HSTL 呈现出独特的分子 / 基因组表型，未来可利用这一特点来改进诊断及治疗方案。目前尽管其他淋巴瘤亚型治疗方案被用于 HSTL 患者，但整体临床预后仍较差，需要更为有效的新型治疗方案改善预后。

（黄嘉佳　李志铭　译）

第 14 章 皮肤 T 细胞淋巴瘤：蕈样肉芽肿病及塞扎里综合征

Timothy J. Voorhees, Edith V. Bowers, Christopher R. Kelsey, Yara Park, and Anne W. Beaven

一、疾病概述

皮肤 T 细胞淋巴瘤（cutaneous T-cell lymphomas，CTCLs）是一组异质性的罕见的结外非霍奇金淋巴瘤，主要表现为恶性 T 淋巴细胞侵入皮肤。临床表现从单个斑块或丘疹到累及身体 80% 以上的红皮病或广泛的皮肤肿瘤不等，且大部分伴有瘙痒症状，瘙痒症状可能会导致患者睡眠不佳、体重减轻或情绪抑郁。CTCL 是一种慢性疾病，在大多数情况下无法治愈。因此，患者通常需要局部和全身用药相结合的长期治疗。

2017 年 WHO 淋巴瘤分类包括了 13 种不同的临床亚型，扩大了皮肤 T 细胞淋巴瘤的分类。本章将重点关注最常见的蕈样肉芽肿病（mycosis fungoides，MF）及其白血病变种塞扎里综合征（Sézary syndrome，SS）。皮肤 CD30+ 淋巴增生性疾病（原发性皮肤间变性大细胞淋巴瘤和淋巴瘤样丘疹病）与 MF 的鉴别很重要，但在此不作详细阐述。

MF 于 1825 年首次在 1 例患有弥漫性皮肤斑块、丘疹和蘑菇状肿瘤的患者中被提及。近一个世纪后，Sézary 和 Bouvrain 描述了 1 例患者患有的全身剥脱性红皮病和血液中有异常淋巴细胞的疾病，这种疾病最终被命名为塞扎里综合征。直到 1975 年，CTCLs 才被定义为一种独特的疾病，而不是系统性外周 T 细胞淋巴瘤的皮肤表现。

CTCLs 是罕见的淋巴瘤，据报道美国的年发病率为 5.6 ～ 6.4 例 /100 万人。有学者认为过敏原的持续抗原刺激可能与 CTCL 的发生有关，特别是 MF，但流行病学研究并未显示环境暴露与 MF 之间有明确的相关性。然而，MF/SS 的发病率确实随年龄增长而增加，诊断时的中位年龄为 50 多岁。男性发病几乎是女性的两倍，并且在非裔美国人中发病率更高。

二、免疫发病机制

CTCL 的特征是成熟的组织驻留 T 细胞的克隆性扩增。当遇到抗原时，位于皮肤引流淋巴结中的初始 T 细胞发生克隆性扩增并分化为各种效应 T 细胞和记忆 T 细胞。在此过程中，T 细胞诱导 E- 选择素配体皮肤淋巴细胞抗原及迁移到皮肤所需的各种趋化因子受体（CCR4、CCR8、CXCR6、CCR10）的表达。效应 T 细胞迁移到皮肤等结外部位，一小部分分化的 T 细胞将作为组织驻留记忆细胞（tissue-resident memory T-cells，T_{RM}）保留下来。虽然大多数克隆性扩增的 T 细胞分化为效应 T 细胞并迁移到皮肤，但仍有一部分 T 细胞分化为中央记忆 T 细胞（central memory T-cells，T_{CM}），它们通过上调 CCR7 和 L- 选择素保留了进入外周血的能力。

对 CTCL 患者的免疫表型的研究表明，CTCL 的亚型起源于不同的成熟 T 细胞区室。既往人们认为 SS 系由 MF 转化而来，然而最近有关分子表达和基因组的研究数据提出了不同的证据。MF 患者的活检样本显示克隆性 T 细胞特征与 T_{RM} 表型一致，强表达 CCR4 和 E- 选择素配体皮肤淋巴细胞抗原。与 T_{RM} 表型不同，SS 患者表达 CCR7 和 L- 选择素，类似 T_{CM} 表型。这进一步支持了 MF 与 SS 系来自不同起源细胞的独立疾病状态的理论。在基因表达谱和比较基因组杂交中可找到进一步支持亚型特异性起源细胞的证据。在比较 MF 与 SS 及皮肤间变性大细胞淋巴瘤时，它们在基因组方面似乎存在很大的差异。CTCL 中的疾病亚型可能由特定且不同的起源细胞发展而来，这可能为其不同的临床表现、疾病生物学行为及对治疗的疗效提供了理论依据。

三、临床和组织病理学特征

MF/SS 的诊断比较困难，诊断时需结合患者的临床表现以及组织病理学特征。鉴于 MF/SS 患者临床表现的多样性，临床中需要与一些疾病相鉴别，包括银屑病样皮炎（如银屑病、毛发红糠疹、脂溢性皮炎），海绵状皮炎（如湿疹、过敏性接触性皮炎），癣或药疹。MF/SS 发病初期，局限的皮肤受累通常被误认为湿疹、银屑病或其他炎症性皮炎进行治疗。即使怀疑为 MF，通常也需要多次活检才能作出明确诊断。MF 从出现症状到确诊的平均时间约为 4 年。

（一）蕈样肉芽肿病

MF 是最常见的 CTCL，约占 CTCL 病例的 50%。大多数病变出现在阳光遮盖部位（如髋部周围、臀部、皮肤褶皱处）。MF 的典型组织病理学表现包括亲表皮性（表皮中存在淋巴细胞但无海绵样水肿）及在朗格汉斯细胞周围形成淋巴细胞的表皮簇，称为 Pautrier 微脓肿（图 14.1a ～ c）。T 细胞克隆性的存在对于诊断的确立并非必不可少，然而，从两个不同的活检部位均检测到克隆性 TCRs 对 MF 具有特异性。TCR 克隆的持续存在（与过去的活检标本比较）也是 MF 确诊的强有力证据。活检样本的免疫表型分析通常显示 T 细胞抗原，如 CD2、CD3、CD5 和 CD7 的异常缺失。

虽然 MF 有几种临床变异型已被提出（例如大疱型、色素减退型或皮肤异色病型），但大多数与经典 MF 具有相似的临床行为。然而，WHO-EORTC 分类识别出 3 种具有独特临床组织病理学特征的变异型：亲毛囊性 MF、佩吉特样网状细胞增多症和极其罕见的肉芽肿性皮肤松弛症。亲毛囊性 MF 的特征是恶性 T 淋巴细胞对真皮毛囊具有趋向性。这种变异型通常不累及表皮，而经典 MF 通常累及表皮（图 14.1d）。该变异型临床表现为成组的毛囊性丘疹、痤疮样病变或硬化性斑块，容易累及头颈部。累及眉毛并伴有脱发斑块对亲毛囊性 MF 具有高度特异性。该病 5 年 OS 为 70% ～ 80%，比早期 MF 差，与肿瘤期 MF 一致。

佩吉特样网状细胞增多症具有显著表皮内肿瘤性 T 细胞增殖的局限性斑块或丘疹。病变孤立，病程极其缓慢，几乎没有皮肤外扩散的风险。佩吉特样网状细胞增多症仅用于描述局限性病变（Woringer-Kolopp 型），存在广泛的皮肤受累时应考虑是否发生更具侵袭性的皮肤 T 细胞淋巴瘤亚型。

肉芽肿性 MF 是一种非常罕见的 MF 亚型，其特征是恶性 T 淋巴细胞弥漫性浸润整个真皮

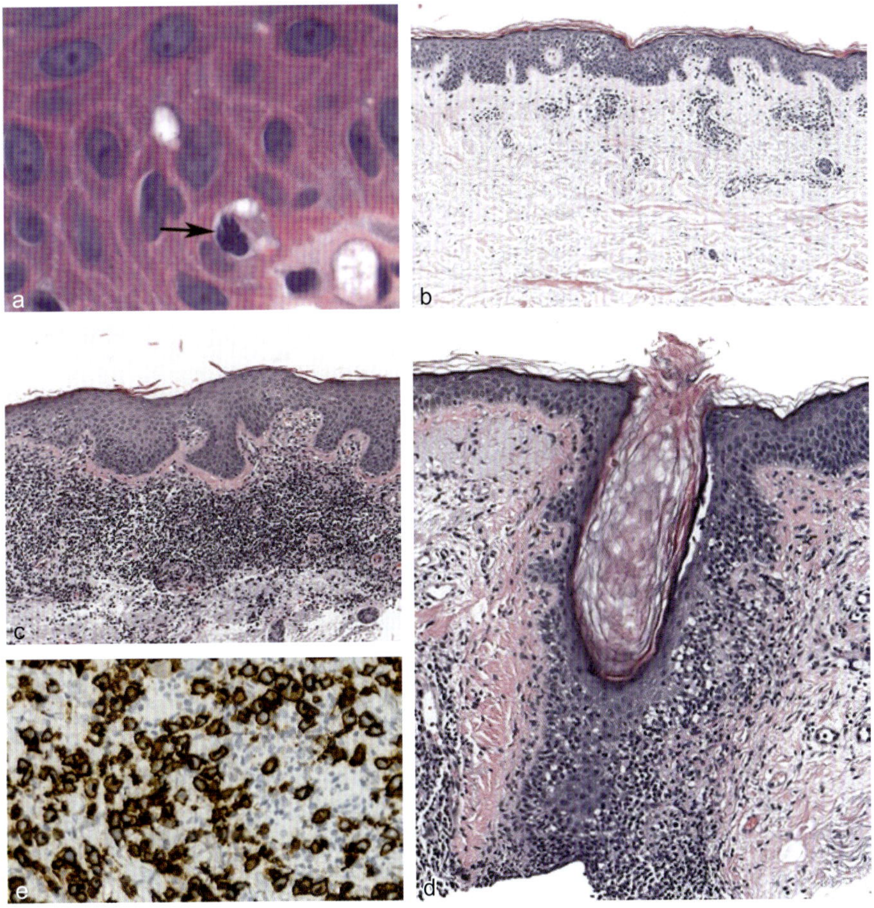

图 14.1　(a) 表皮内具有高度卷曲核的淋巴细胞（箭头）。小到中等大小的非典型淋巴细胞，表现出核深染和亲表皮性，是蕈样肉芽肿型皮肤 T 细胞淋巴瘤的诊断特征（苏木精和伊红染色，1000 倍）。(b) 蕈样肉芽肿的斑片型。非典型 T 淋巴细胞存在于乳头真皮层，并显示亲表皮性，伴有 Pautrier 微脓肿形成。较深的真皮层和皮下组织受累轻微。(c) 蕈样肉芽肿的斑块型。非典型 T 淋巴细胞充满乳头真皮层和部分网状真皮层。通常存在亲表皮性，但有时可能很轻微。(d) 毛囊性皮肤 T 细胞淋巴瘤。非典型、深染的 T 淋巴细胞聚集在毛囊上皮内。在毛囊上皮中也可能看到黏蛋白（毛囊黏蛋白病）。(e) 在蕈样肉芽肿患者中大量非典型 T 细胞聚集的叠加被称为大细胞转化。大细胞占浸润中 T 细胞的 25% 或更多。这些大细胞有时 CD30 呈阳性（图片由 Paul Googe，MD 提供）

层，并伴有血管周围肉芽肿形成。少数有肉芽肿浸润的患者会发展为肉芽肿性皮肤松弛症，其特征是逐渐发展出下垂的松弛皮肤，该病好发于皮肤褶皱处，通常在腋窝和腹股沟。

（二）塞扎里综合征

SS 是一种罕见但具有临床意义的亚型，占 CTCL 病例的 3% ～ 5%。其特征是红皮病、全身淋巴结肿大及外周血中存在肿瘤性 T 细胞（称为塞扎里细胞）。在形态学上，塞扎里细胞是具有沟槽状、分叶状或脑回状核的大淋巴细胞。该病以前被认为是 MF 的白血病进展期，但是最近的免疫表型和遗传学研究支持 SS 作为一种独特的疾病存在。塞扎里细胞的典型免疫表型是 CD3+、CD4+ 和 CD8 －。分别在高达 57% 和 86% 的病例中发现 CD7 和 CD26 的异常缺失。CD7 和 CD26 均不表达对 SS 的诊断具有高度敏感性和特异性。塞扎里细胞的存在不能作为诊断 SS 的依据，因为，在光化性网状细胞增多症和药物引起的假性淋巴瘤等良性疾病中也可以发现少量塞扎里细胞。

SS 的诊断标准包括：外周血中塞扎里细胞计数为 1000 个 /mm^3、CD4/CD8 比值≥ 10、外周血中存在 T 细胞克隆的证据及显示染色体异常的 T 细胞克隆。诊断 SS 虽然没有必须满足的最低标准，但 WHO-EORTC 建议在诊断 SS 之前，至少需要确定 TCR 克隆性并符合上述诊断标准中的 1 条。

塞扎里综合征患者的总体预后较差。中位生存期为 2 ～ 4 年，疾病特异性 5 年生存率为 24%。由于 T 细胞免疫缺陷及治疗带来的严重免疫抑制，感染是患者常见的死因。

四、MF/SS 的分期、风险分层与预后

CTCL 的分期采用改良的肿瘤、淋巴结、转移（tumor node metastasis，TNM）分期系统，还包括第 4 个指标，即血液中循环肿瘤细胞的存在，称为 B（blood）评级。在诊断之初便应确定疾病分期，并且在整个治疗过程中及时更新患者的最新 TNMB 分期，以便提供患者当下的肿瘤负荷和治疗疗效评估的相关信息。

推荐的分期检查包括体格检查，关注皮肤病变的类型和范围及全面的淋巴结检查。血液样本送检进行塞扎里细胞计数和（或）流式细胞术检查。对于淋巴结或血液受累或皮肤疾病≥ T2 期的患者，应进行 CT 和（或）FDG-PET 检查。如果淋巴结直径≥ 1.5cm 或质硬、不规则、成簇或固定，则应进行淋巴结活检。

（一）皮肤分期（T）

MF 的分期是由皮肤受累的程度决定的，因此，进行全面的皮肤检查是进行准确分期的必要条件。T1 期为斑块、丘疹覆盖全身体表面积（body surface area，BSA）＜ 10%。T2 期为斑块、丘疹覆盖全身体表面积≥ 10%（图 14.1）。T1、T2 期可以进一步细分为 T1a/T2a（仅为斑片期疾病）和 T1b/T2b（有或没有斑片的斑块期疾病）（图 14.2a）。肿瘤期疾病（T3）为存在至少一个直径≥ 1.5cm 的肿瘤（图 14.2b）。T4 期指 MF 的红皮病，累及≥ 80% 的体表面积（图 14.2c）。

诊断为 T1 期疾病的患者预后极佳。5 年疾病进展风险仅为 10%，10 年 OS 与无 MF 患病的对照组人群相似。相比之下，T4 期患者具有更高的疾病进展风险（5 年 OS 为 48%），10 年 OS 仅为 41%，低于对照组人群（表 14.1）。

（二）淋巴结分期（N）

淋巴结分期基于体格检查和病理分期。体格检查中，质硬、不规则、成簇、固定或直径大于 1.5cm 的外周淋巴结均被认为是异常的。多项研究表明，可触及的外周淋巴结肿大是一个独立的不良风险因素。然而，中央淋巴结肿大的存在与否不包括在 N 分期中。肿大淋巴结的活检经常会显示为反应性或皮肤病性淋巴结，而没有明显的皮肤 T 细胞淋巴瘤累及。但是没有可识别的皮肤 T 细胞淋巴瘤累及的皮肤病性淋巴结仍被认为是淋巴结受累，并分期为 N1。

在最新 ISCL/EORTC 临床分类指南中，N1 ～ N3 根据淋巴结中不典型淋巴细胞的受累程度进行区分。美国国家癌症研究所 / 退伍军人事务部（NCI/VA）分类系统和荷兰分类系统是两种独立且经过验证的淋巴结受累分级系统。NCI/VA 系统使用较小的尺寸标准，将不典型淋巴细胞定义为直径≥ 6μm，具有脑回状、不规则折叠的细胞核。其次评估淋巴结中不典型淋巴细胞的分布，分为偶尔出现（LN1）、许多不典型淋巴细胞或 3 ～ 6 个细胞的簇（LN2）、具有保

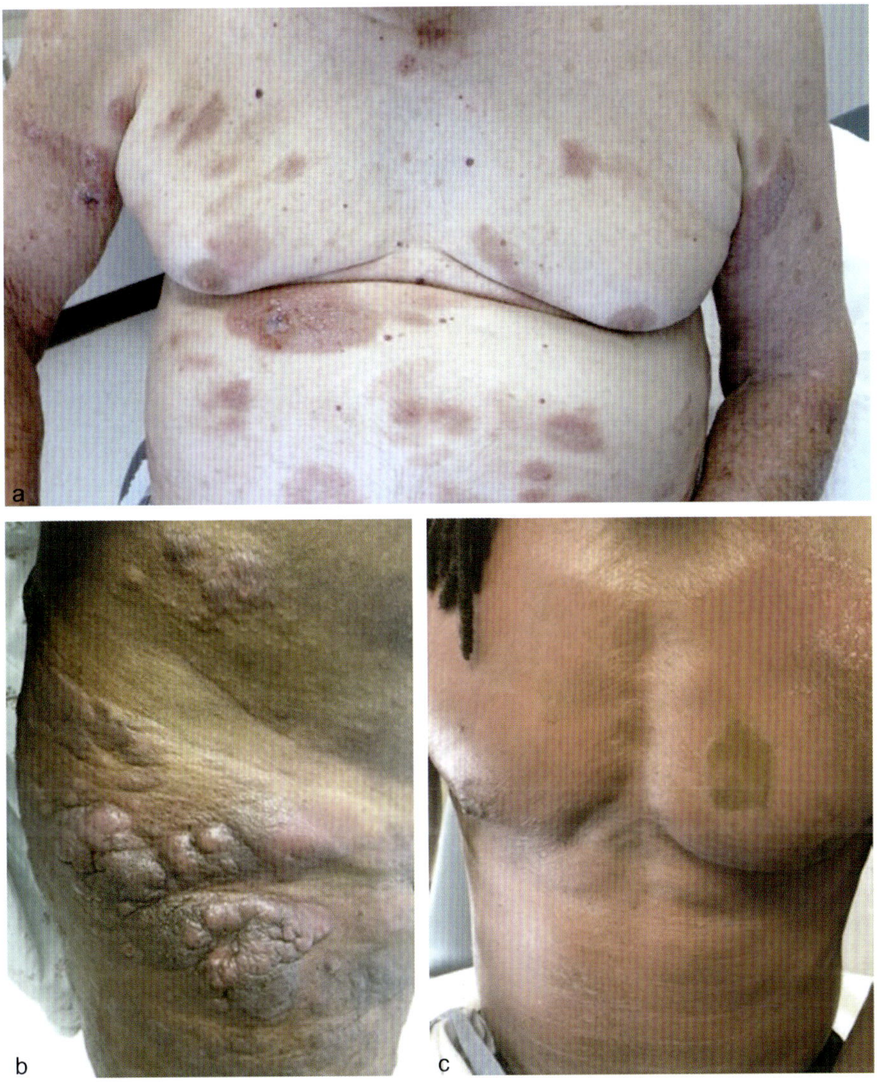

图 14.2　**蕈样肉芽肿的临床 T 分期。（a）蕈样肉芽肿的斑片和斑块（T2 期疾病）。（b）肿瘤期（T3 期）蕈样肉芽肿。（c）与蕈样肉芽肿相关的红皮病（T4 期疾病）（图片由 Edith Bowers，MD，PhD 提供）**

留淋巴结结构的聚集（LN3），或不典型淋巴细胞部分至完全破坏的淋巴结结构（LN4）。荷兰分类系统仅考虑具有不规则脑回状细胞核、最小直径为 7.5μm 的不典型细胞。荷兰分级具体如下：1 级为皮肤病性淋巴结病，2 级为不典型淋巴细胞早期受累，3 级为淋巴结部分破坏，4 级为淋巴结完全破坏。

由于疾病预后与淋巴结的部分或完全破坏程度明显相关，因此，这成为 N1 ～ N3 分期的主要区别所在。N1 期疾病的特征是存在小的不典型淋巴细胞且无结构破坏（即荷兰分级 1 级或 NCI/VA 的 LN_1 ～ LN_2）。N2 期疾病的特征是存在大的不典型淋巴细胞（即荷兰分级 2 级）或小的不典型淋巴细胞聚集但无结构破坏（即 NCI/VA 的 LN_3）。最后，N3 期疾病根据任何淋巴结破坏程度进行分类（即荷兰分级 3 ～ 4 级或 NCI/VA 的 LN_4）。此外，N1 和 N2 可以根据淋巴结内 T 细胞克隆的存在进一步细分（例如，N1 可以细分为无克隆的 N1a 或有克隆的 N1b）。

（三）转移分期（M）

在 T1 ～ T3、N0 或 B0 期 MF 中几乎看不到内脏受累。内脏受累最常见的是肝或脾受累。脾大被认为是 M1 期疾病，不需要进行活检。在 CTCL 中，骨髓受累不常见，因此，骨髓活检通常不必做，但在 B2 期疾病中可以考虑进行。

（四）血液分期（B）

2007 年 ISCL/EORTC 修订的 TNMB 分期标准中，血液受累情况根据塞扎里细胞在血液中的具有预后意义的受累情况进行分类；B0 表示无显著血液受累（≤ 5% 塞扎里细胞）；B1 代表可检测到但血液肿瘤负荷较低（> 5% 塞扎里细胞，但不符合 B2 标准）；B2 定义为在血液中检测到克隆性 TCR 重排，且塞扎里细胞≥ 1000 个 /mm^3，或者满足两个次要标准之一（CD4/CD8 比值＞ 10 或具有异常表型的 CD4+ 增多（有学者提出≥ 40% CD4+/CD7 – 或≥ 30% CD4+/CD26 –）。

（五）分期和其他因素对预后的影响

早期患者的生存率极高。Ⅰ A 期疾病对长期 OS 的影响极小，Ⅱ A 期以下疾病患者的中位 OS ＞ 15 年。Ⅱ B 期是一个重要的生存分水岭，因为该期患者中位 OS 急剧下降至仅 4.7 年（表 14.1）。随着 CTCL 分期的升高，预后逐渐变得更加严峻，Ⅳ B 期疾病的中位 OS 仅为 1.5 年，且大多数患者死亡归因于淋巴瘤。

表 14.1　ISCL/EORTC 的临床分期及各期别患者对应的总生存期

ISCL/EORTC 分期					总生存期		
分期	T	N	M	B	中位（年）	5 年（%）	10 年（%）
Ⅰ A	1	0	0	0 ～ 1	35.5	94	88
Ⅰ B	2	0	0	0 ～ 1	21.5	84	70
Ⅱ A	1 ～ 2	1	0	0 ～ 1	15.8	78	47
Ⅱ B	3	0 ～ 2	0	0 ～ 1	4.7 ～ 5.6	47 ～ 57	34
Ⅲ A	4	0 ～ 2	0	0	4.7	47 ～ 60	37
Ⅲ B	4	0 ～ 2	0	1	3.4 ～ 5.2	40 ～ 55	25
Ⅳ A1	1 ～ 4	0 ～ 2	0	2	3.8 ～ 4.4	37 ～ 48	18
Ⅳ A2	1 ～ 4	3	0	0 ～ 2	2.1 ～ 2.4	18 ～ 32	15
Ⅳ B	1 ～ 4	0 ～ 3	1	0 ～ 2	1.4 ～ 2.7	18	-

2015 年，皮肤淋巴瘤国际联盟（Cutaneous Lymphoma International Consortium，CLIC）发表了一项对 1275 例晚期 MF/SS 患者的回顾性研究，并确定了 4 个独立的预后不良因素：Ⅳ期疾病、年龄＞ 60 岁、大细胞转化（large-cell transformation，LCT）和乳酸脱氢酶升高。LCT 定义为在皮肤或淋巴结中有不典型淋巴细胞浸润，其中＞ 25% 的细胞为大细胞（图 14.1e）。在所有 MF/SS 患者中，约 7% 发生大细胞转化，在Ⅳ期 MF/SS 患者中，大细胞转化率高达 56% ～ 67%。识别大细胞转化具有重要临床意义，它与中位 OS 低于 24 个月相关，发生大细胞转化的患者可能需要更强烈的细胞毒性化疗方案进行治疗。

五、MF/SS 的治疗

MF/SS 患者的治疗需要一个多学科团队参与，这个多学科团队包括皮肤科医师、肿瘤学家、放射肿瘤学家、病理学家和伤口护理专家。

对于Ⅰ A ～Ⅱ A 期的 MF，推荐使用皮肤定向疗法作为一线治疗，如局部类固醇、光疗、局部放射治疗和氮芥。早期疾病阶段的二线治疗包括全身性类视黄醇或干扰素、全身皮肤电子束治疗（total skin electron beam therapy，TSEBT）或低剂量甲氨蝶呤。在Ⅱ B ～Ⅳ B 期的 MF 中，推荐一线治疗使用全身疗法。对于接受全身治疗的晚期患者，亦能从皮肤定向治疗中获益，比如局部类固醇单用或与光疗联合使用。

需要全身治疗的大多数患者将需要无限期治疗，因此，制订治疗方案时必须权衡治疗的毒副作用和临床获益。由于很难获得完全缓解，MF 治疗的目标应侧重于提高生活质量和缓解瘙痒等不适症状，而不是完全治愈疾病。只要患者能从治疗中获益，轻微或部分缓解不认为是治疗失败。在晚期 CTCL 中，积极的多药化疗方案与更保守的治疗方案相比并未显示出生存期的改善；因此，序贯单药治疗是首选的治疗方法。目前 CTCL 缺乏大型随机临床试验数据来指导临床治疗方案的优先选择顺序，因此，治疗方案的选择必须基于医师的临床经验和治疗方案的副作用（表 14.2）。

表 14.2　CTCL 全身治疗的可选方案

全身治疗	ORR（%）	CR（%）	PFS（月）	FDA 批准（自 1/01/19）
全身用维甲酸类药物	45 ～ 66	9 ～ 13	3.4 ～ 7.3	批准
干扰素 -α+PUVA	80 ～ 90	62 ～ 74	28 ～ 32	超说明书
HDACi	23 ～ 34	5 ～ 6	4.9 ～ 15	批准
ECP	36 ～ 73	14 ～ 26	14 ～ 30	批准
维布妥昔单抗	56	16	16.7	批准
阿仑单抗	55 ～ 84	32 ～ 47	6 ～ 12	超说明书
莫格利珠单抗	37 ～ 47	3	7.7	批准
脂质体多柔比星	41 ～ 56	6 ～ 20	6 ～ 7	超说明书
吉西他滨	62 ～ 68	8	8 ～ 10	超说明书
甲氨蝶呤	33 ～ 76	12 ～ 41	15 ～ 22	批准
普拉曲沙	60	11	12.8	超说明书

2011 年，国际皮肤淋巴瘤学会制订了缓解标准的共识。有单独用于皮肤缓解、淋巴结缓解、内脏缓解和血液缓解评估的评分系统。皮肤缓解通常应用改良的严重程度加权评估工具（the modiffed Severity Weighted Assessment Tool，mSWAT）进行评估，该工具结合了受累体表面积百分比以及斑块、斑片或肿瘤阶段病变等修正因素。这可能导致临床应用时不便捷，通常在研究试验中应用的更多。淋巴结和内脏缓解的评估通常借助于连续的 CT 扫描。CT 检查的时间和间隔由医师根据反复 CT 成像的辐射暴露来确定。FDG-PET 检查在特定的临床情况下可能有

用，但感染和炎症可能会导致假阳性结果。血液缓解通过塞扎里细胞定量或与塞扎里细胞一致的T细胞亚群的流式细胞术进行评估。结合这4个不同的缓解评估维度，可以确定疾病对治疗的总体缓解评分。然而，是否继续某种治疗更多地取决于临床缓解和症状的改善，而不是总体缓解评分。

（一）皮肤定向治疗

1. 外用皮质类固醇　外用皮质类固醇对许多患者来说是一种价格合理、方便且有效的选择。据报道，在使用Ⅰ类皮质类固醇治疗的T1期患者中，ORR ＞ 90%，CR ＞ 60%。

外用皮质类固醇的选择，包括药效强度和剂型（例如软膏、乳膏、溶液等），取决于所治疗的身体部位及患者的偏好。外用皮质类固醇仅在受累区域每天使用1～2次。一旦特定区域的症状清除，就应停止使用，只有当斑块再次出现时才恢复使用。应避免过度使用外用皮质类固醇，以防止皮肤萎缩。使用后几个月内有望看到疗效；如果在3个月内疾病未得到控制，则应考虑其他疗法。

2. 外用氮芥　氮芥，通常被称为氮芥气，是一种烷化剂，自20世纪50年代以来一直被用于局部治疗MF。70%～80%的T1期患者会获得临床缓解，通常在6～10个月实现皮肤病灶清除。20%～25%的患者会获得至少10年的持久缓解。刺激性和过敏性接触性皮炎是常见的副作用，可通过降低氮芥使用频率或强度，或外用皮质类固醇来缓解。长期使用氮芥可能会导致继发性皮肤恶性肿瘤，特别是鳞状细胞癌。然而，很难证实两者的相关性，因为许多此类患者也接受了其他可能导致皮肤患癌风险增加的疗法，如光疗或放疗。

3. 外用维甲酸类药物　外用蓓萨罗丁以1%凝胶的形式存在，已获得FDA批准用于治疗ⅠA/ⅠB期对其他疗法无效或不能耐受的MF患者。据报道，在ⅠA～ⅡA期MF患者中，该疗法的ORR为44%～63%，CR约为20%。用药初期，通常每天使用1次或隔天使用1次，如果可以耐受，使用次数可逐渐增加至每天4次。用药部位出现刺激性皮炎很常见，但该副作用限制了该药用于体表面积受累小于15%的患者。蓓萨罗丁在妊娠期禁止使用。

4. 光疗　紫外线光疗被广泛应用且对早期MF患者的治疗非常有效。对那些皮肤受累范围太广而无法外用药物治疗的患者来说，光疗具有优势。对许多患者而言，光疗是全身治疗的一种安全替代方法。然而，由于治疗频率高（每周2～3次），且常需要长期维持治疗，对于离治疗中心较远的患者来说光疗可能不可行。此外，光疗可能不适用于有黑色素瘤病史或广泛的非黑色素瘤皮肤癌的患者。

5. 补骨脂素联合紫外线A（psoralen plus ultraviolet A，PUVA）光化学疗法　补骨脂素是一种植物来源的光毒性化合物，它与紫外线A（ultraviolet A，UVA）（320～400nm）辐射相结合，即PUVA，几十年来一直被用于治疗MF。PUVA这个术语通常指的是口服8-甲氧基补骨脂素（8-methoxypsoralen，8-MOP）光化学疗法，不过有时它也被用来描述局部应用8-MOP或在UVA照射前使用其他补骨脂素化合物的情况。

治疗包括在办公室光疗设备中进行UVA照射前1.5～2小时口服8-MOP（0.5～0.6mg/kg）。除了被保护性遮挡的身体部位（即眼和生殖器）外，其余全身都要接受治疗。治疗每周2～3次，直到症状消除，然后逐渐减少治疗次数。

PUVA作为早期MF的单一疗法非常有效，据报道CR为65%～85%。达到CR的时间为2～6个月，并且一些患者会获得≥10年的长期缓解。对于晚期患者，CR要低得多：肿瘤期疾病为28%，红皮病型MF为43%。

PUVA 的急性并发症有红斑、光敏感、瘙痒、水疱、疼痛和皮肤干燥。由于光敏性增加，患者在服用 8-MOP 后必须在至少 24 小时内保护眼和皮肤免受阳光照射。长期接受 PUVA 治疗的患者患黑色素瘤和非黑色素瘤皮肤癌的风险会增加。

6. *窄谱中波紫外线 B（ultraviolet B，UVB）*　对于有斑块或薄斑块的患者，窄谱 UVB（311nm）可以作为 PUVA 的一种安全有效的替代方法。然而，由于 UVB 的穿透深度小于 UVA，所以对于有厚斑块病变的患者来说，它不是理想的选择。

据文献报道窄谱 UVB 作为单一疗法的平均 CR 为 84%。与 PUVA 类似，每周进行 2 ～ 3 次治疗，直到症状消除，之后治疗频率可以慢慢降低。急性并发症包括红斑，但与 PUVA 相比，红斑持续时间更短且不那么严重。虽然人们担心其光致癌性增加，但研究并未显示 UVB 与皮肤癌之间存在相关性。

7. *放射疗法*　放射疗法是 MF 最有效的治疗方法之一，并且有数种不同的临床应用方案。对于罕见的单发病灶患者（或少数聚集的病灶），单独使用放射疗法有可能治愈疾病。几乎所有此类患者都能实现 CR（94% ～ 100%），据报道 10 年无复发生存率为 50% ～ 86%，建议使用剂量约为 30Gy。

更晚期皮肤受累、有症状的斑块或肿瘤患者，亦能从局部放射治疗中获益。几项回顾性研究显示，对单个 MF 病变采用短疗程的放射治疗的 CR > 95%。在低级别淋巴瘤中使用的一种常见的分割方案（2Gy × 2 次，总剂量 4Gy）在 MF 治疗中不是特别有效。然而，稍强的方案（4Gy × 2 次，总剂量 8Gy）能使大多数患者（> 90%）实现 CR。单次 7 ～ 8Gy 的剂量也能达到类似的疗效。有学者提出，使用总剂量约为 30Gy 的持久治疗方案与较低的局部复发风险相关。因此，总剂量和分割方案应根据患者的具体情况进行调整，同时应考虑疾病的累及范围、活动度、其他正在进行的治疗以及总体预后。

许多 MF 患者表现为弥漫性伴有症状的皮肤病灶，在这种情况下，可以使用 TSEBT，特别是对其他皮肤定向疗法反应不佳的厚斑块或肿瘤。TSEBT 在技术上极具挑战性，需要对直线加速器进行特殊调试（即配置），并需要医学物理学的大力支持。因此，这种治疗通常只在具有大量患者的较大中心提供。与局部放射治疗一样，TSEBT 非常有效，几乎所有患者都获得了显著的临床改善。据报道，对于 T2 期疾病的患者，CR 为 75% ～ 85%，5 年无复发生存率为 50%，但 10 年仅为 10%；对于 T3 期疾病，CR 为 43% ～ 78%，最终几乎所有患者都会复发。常规的 TSEBT 疗程（30 ～ 36Gy）和低剂量 TSEBT（12 ～ 15Gy）都是有效的，而常规剂量的 CR 更高。

（二）全身疗法

1. *全身用维甲酸类药物*　蓓萨罗丁是一种合成的维甲酸类药物，已获得 FDA 批准用于对至少一种全身治疗无效的 CTCL 患者。蓓萨罗丁选择性地结合并激活类视黄醇 X 受体（retinoid X receptor，RXR）核受体，导致恶性细胞周期抑制、增殖减少及凋亡增加。

据报道，对于难治性患者，无论早期还是晚期，使用蓓萨罗丁治疗的 ORR 约为 50%。推荐剂量通常为每日口服 300mg/m^2，一些医师会从较低剂量开始，并根据患者的个体反应和对副作用的耐受情况逐渐增加剂量。

与其他全身用维甲酸类药物类似，蓓萨罗丁有致畸性，在妊娠期禁用。在蓓萨罗丁治疗过程中，需要监测肝功能、血细胞计数、血清脂质水平和甲状腺功能等指标。获得性高甘油三酯血症和中枢性甲状腺功能减退很常见，需要进行医学管理。其他潜在的副作用包括白内障、皮肤干燥、光敏感、肌肉疼痛、关节疼痛或头痛。

2. 干扰素 -α　干扰素 -α 通常被用于治疗晚期 MF，无论疾病处于哪个阶段，它在治疗时间间隔方面比化疗更具优势。干扰素 -α 通过皮下注射给药，每日 1 次或每周 3 次，剂量为 300 万～900 万 U。当作为单一疗法使用时，干扰素 -α 的 ORR 为 64%，CR 为 27%。通常，干扰素 -α 与其他皮肤定向治疗或全身治疗联合使用。据报道，干扰素 -α 和 PUVA 的联合使用 CR 可高达 62% ～ 76%，中位缓解持续时间为 28 ～ 32 个月。干扰素 -α 的副作用包括流感样症状、抑郁和骨髓抑制。

3. 组蛋白去乙酰化酶抑制剂　组蛋白去乙酰化酶是一组酶，其正常功能是从组蛋白和非组蛋白中去除乙酰基。HDACs 导致的肿瘤抑制因子的表观遗传下调与多种恶性肿瘤有关。组蛋白去乙酰化酶抑制剂的作用是维持组蛋白乙酰化，从而维持肿瘤抑制蛋白的转录。临床中已发现 HDACi 在晚期 MF 和 SS 中具有疗效。

伏立诺他是一种口服的组蛋白去乙酰化酶抑制剂，经 FDA 批准用于至少二线治疗后复发、难治或持续的 CTCL，剂量为 400mg/d。在经过前期多线治疗的患者中，ORR 为 24% ～ 30%。在临床试验中，中位缓解时间为 12 周，中位疾病进展时间为 30 ～ 34 周。罗米地辛是一种静脉注射的 HDACi，经 FDA 批准用于至少一线治疗后的 CTCL，剂量为每 4 周的第 1 天、8 天和 15 天给予 $14mg/m^2$。临床试验数据显示 ORR 为 34%，CR 为 6%，中位 DOR 为 13.7 ～ 15 个月。43% 的患者瘙痒症状得到改善，中位持续时间为 6 个月。伏立诺他和罗米地辛不良反应相似，包括胃肠道症状（恶心、呕吐和腹泻）和 3 级血液学毒性（淋巴细胞减少、粒细胞减少、贫血和血小板减少）。

4. 体外光分离置换法　体外光分离置换法（extracorporeal photopheresis，ECP）经 FDA 批准用于晚期 CTCL 患者。ECP 包括 3 个不同的步骤：通过单采血液成分分离患者的一部分白细胞，其中包括循环中的恶性 CD4+ 细胞；用 8-MOP 和 UVA 辐射处理收集的白细胞；将处理后的白细胞重新输注给患者。其作用机制尚未完全阐明，认为是通过诱导抗肿瘤免疫起作用。8-MOP 嵌入白细胞 DNA 中，当暴露于 UVA 时，会导致细胞凋亡，使单核细胞成熟为树突状细胞，这似乎是该疗法的关键。ECP 还被认为可以减少 $CD4+FOXP3^{+}CD25-$ 细胞并增加功能性 CD8+ 细胞。

据报道，该疗法的 ORR 为 36% ～ 73%，14% ～ 26% 的患者获得 CR。ECP 疗法的效果与疾病持续时间较短、循环中的肿瘤细胞较少以及皮肤病变对 ECP 治疗起效快（在 6 个月或更短时间内消退＞ 50%）相关。

通常情况下，患者每月进行 1 ～ 2 个疗程的 ECP 治疗，每个疗程包括连续两天进行 2 次治疗。获得最大缓解的中位时间为 5 ～ 6 个月，但在开始治疗后长达 10 个月仍可看到疗效。在某些情况下，ECP 与其他治疗方式联合使用可加快起效时间。一旦达到最大疗效，治疗周期之间的间隔可以延长至每 6 ～ 12 周 1 个疗程。如果患者的病情恶化，可以恢复到每 2 ～ 4 周 1 个疗程。

ECP 通常耐受性非常好，且禁忌证很少。它不会引起全身免疫抑制。在 ECP 治疗过程中，很少会出现由于容量变化而发生的低血压。患者在治疗后几个小时可能会出现低热。在治疗后的 24 小时内，患者对光敏感，必须穿着能遮盖皮肤的衣服，并涂抹防晒霜和佩戴太阳镜。

5. 维布妥昔单抗　维布妥昔单抗是一种抗体 - 药物偶联物，由针对 CD30 的重组 IgG1 抗体与微管破坏剂单甲基澳瑞他汀 E 偶联组成。BV 经 FDA 批准用于治疗既往接受过全身治疗的皮肤间变性大细胞淋巴瘤（cutaneous anaplastic large-cell lymphoma，c-ALCL）或 CD30+ 的 MF 患者。

该药物的批准主要基于一项针对 MF 或 c-ALCL 患者的Ⅲ期随机临床试验，该研究比较了 BV 与口服甲氨蝶呤或蓓萨罗丁的疗效。接受 BV 治疗的患者中，持续至少 4 个月的 ORR 为 56%，而对照组为 12%；CR 分别为 16% 和 2%；BV 组的中位 PFS 为 15 个月，对照组为 4 个月。重要的是，患者的症状在 BV 组也获得了更显著的改善。BV 最常见的毒性是周围神经病变（通常为 1 级或 2 级），可见于高达 67% 的患者中。CTCL 中 CD30 的表达差异很大，有强表达，也有低表达。有趣的是，MF 患者的 ORR 与 CD30 的表达水平无关。

6. 阿仑单抗　阿仑单抗是一种针对 CD52 的人源化重组 IgG1 单克隆抗体，CD52 在 T 细胞中广泛表达。在两项针对Ⅲ A ～Ⅳ B 期 MF 或 SS 患者的小型Ⅱ期临床研究中对阿仑单抗进行了研究，患者接受阿仑单抗 30mg，每周 3 次，持续长达 12 周。ORR 为 55% ～ 84%，CR 为 32% ～ 47%，并且有迹象表明红皮病型和 SS 患者缓解率更高。然而，感染并发症的发生也很高，在治疗期间或治疗后不久感染发生率约为 50%。感染并发症包括巨细胞病毒再激活（一项研究报告称有 18% 的患者发生巨细胞病毒再激活）。

为了保持药物疗效并降低毒性，开展了几项降低阿仑单抗剂量的临床试验。Bernengo 等用降低剂量的阿仑单抗治疗了 14 例 SS 患者，第 1 天皮下注射 3mg，然后隔天注射 10mg。结果显示 ORR 为 86%，CR 为 21%。在这项降低剂量的研究中，没有患者出现血液学毒性或感染。此外，该剂量随后在 SS 的老年患者（80 ～ 87 岁）中被证明是安全的。阿仑单抗的临床反应令人瞩目，然而，在治疗期间必须密切监测患者的巨细胞病毒再激活情况。

7. 莫格利珠单抗　莫格利珠单抗是一种针对 CCR4 的人源化单克隆抗体。MF 细胞高表达 CCR4（T_{RM} 表型），CCR4 似乎在 T 细胞归巢到皮肤中起重要作用。莫格利珠单抗与 CCR4 高亲和力结合，被认为通过自然杀伤细胞引起的抗体依赖性细胞毒性作用诱导细胞毒性。

2018 年 8 月，一项国际随机Ⅲ期研究探讨了莫格利珠单抗对照伏立诺他在至少经过一种前线治疗的Ⅰ B ～Ⅳ期 CTCL 患者中的疗效，结果显示莫格利珠单抗组的中位 PFS 为 7.7 个月，伏立诺他组为 3.1 个月。这使得莫格利珠单抗获得 FDA 批准用于至少经过一线治疗的复发 / 难治性 MF 或 SS 的所有成年患者。莫格利珠单抗的给药剂量为每周 1mg/kg，持续 4 周，然后每两周 1 次作为维持治疗，直至疾病进展。莫格利珠单抗的最佳总体全球最佳缓解率为 35%，而伏立诺他仅为 6%。此前曾报道 SS 患者的缓解率更高（47%）。在有血液受累的患者中，94% 有血液学缓解。有趣的是，缓解情况与治疗前组织中 CCR4 的表达水平无关。莫格利珠单抗的耐受性非常好，最常见的不良事件仅限于 1 ～ 2 级的恶心、寒战、头痛和输液反应。

8. 细胞毒性化疗　传统的全身化疗在 CTCL 治疗中的作用有限，因其缓解持续时间短且毒性增加，化疗通常仅用于晚期 MF 或 SS 患者，特别是那些应用其他治疗药物后多次复发的患者。多药联合化疗因其严重毒副作用的发生率较高且持久缓解的改善有限而作用局限。然而，一些药物如脂质体多柔比星、吉西他滨或叶酸类似物作为单一药物使用已在 MF 和 SS 中显示出疗效。

聚乙二醇化脂质体多柔比星在复发 / 难治性Ⅱ～Ⅳ期 MF 患者中的 ORR 为 41% ～ 56%，CR 为 6% ～ 20%，PFS 为 6 ～ 7 个月。吉西他滨在晚期 MF 和 SS 中的 ORR 为 62% ～ 68%，CR 为 8%。

低剂量口服甲氨蝶呤在早期 MF 中的 ORR 为 33%，CR 为 12%。尽管在早期 MF 中的缓解率相对较低，但它在 SS 中可能有效。在接受低剂量口服 MTX 治疗的 SS 患者中，具有较高的缓解率（ORR 为 76%，CR 41%）。普拉曲沙经 FDA 批准用于复发 / 难治性外周 T 细胞淋巴瘤，在 MF 中也显示出一定的疗效。在一项针对 34 例Ⅳ期 MF、SS 或 c-ALCL 患者的Ⅰ / Ⅱ期研究中，普拉曲沙和口服蓓萨罗丁的联合治疗显示 ORR 为 60%，CR 为 11%，中位 PFS 为 12.8 个月，优于大多数其他全身治疗方案。

（三）造血干细胞移植

造血干细胞移植在 MF/SS 的治疗中很少使用。现有数据仅限于病例报告和回顾性研究，这引发了其疗效如何、在疾病进程中应用的最佳时机以及理想患者群体的选择等问题。大剂量化疗后应用自体 SCT 进行挽救治疗的证据仅限于小病例样本。结果显示了合理的缓解率；然而，超过 50% 的患者出现了早期复发。异基因 SCT 在 MF/SS 患者中使用较多，但这是一种高风险的治疗，根据预处理方案和供体类型的不同，报道的 1 年非复发死亡率为 14% ～ 40%。在一份报告中，接受低强度预处理方案和匹配相关供体的异基因 SCT 的患者的 3 年 OS 为 63%。治疗缓解程度依赖于移植物的抗淋巴瘤效应，并且许多患者需要在造血干细胞移植后输注供者淋巴细胞。由于高治疗相关发病率和死亡率，异基因 SCT 通常仅限于年轻、身体好、有高危疾病且有合适匹配供体的患者。

六、总结

皮肤 T 细胞淋巴瘤为一系列具有不同发病机制和不同治疗疗效的临床疾病。在制订适当的治疗干预措施之前，明确诊断、进行疾病分期和风险分层至关重要。评估和治疗方案最好由包括皮肤科、皮肤病理学、肿瘤内科和放射肿瘤学在内的多学科团队提供。早期 CTCL 通常采用皮肤定向治疗，常能获得持久的长期缓解和疾病控制。晚期 MF 和 SS 通常需要全身治疗，然而，这种治疗通常不会带来持久的缓解。虽然最近已经研究并批准了许多新疗法，但未来仍需要开展精心设计的临床试验来提高患者的疾病缓解和生存率。

（孟祥睿　张会来　译）